当代中医外治临床丛书

脑病
中医特色外治406法

总主编 庞国明 林天东 胡世平 韩振蕴 王新春

主 编 李 柱 韩振蕴 林天东 寇绍杰

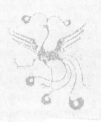

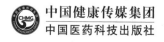

中国健康传媒集团

中国医药科技出版社

内容提要

本书主要分概论和临床应用两大章节。荟萃了当前中医脑病 20 种常见疾病的共 406 种外治方法，每种疾病按照概念、临床诊断、中医分型、处方、用法、适应证、注意事项、出处及综合评按编撰，方便读者临床查用。本书可供从事中医、西医以及中西医结合脑病专业的医疗、教学及科研工作者参考使用。

图书在版编目（CIP）数据

脑病中医特色外治 406 法 / 李柱等主编 . — 北京：中国医药科技出版社，2021.5
（当代中医外治临床丛书）
ISBN 978-7-5214-2325-9

Ⅰ . ①脑…　Ⅱ . ①李…　Ⅲ . ①脑病—中医治疗法—外治法　Ⅳ . ① R277.72

中国版本图书馆 CIP 数据核字（2021）第 035642 号

美术编辑　陈君杞
版式设计　也　在

出版　**中国健康传媒集团** | 中国医药科技出版社
地址　北京市海淀区文慧园北路甲 22 号
邮编　100082
电话　发行：010-62227427　邮购：010-62236938
网址　www.cmstp.com
规格　710×1000mm ¹/₁₆
印张　14 ¹/₂
字数　223 千字
版次　2021 年 5 月第 1 版
印次　2024 年 4 月第 2 次印刷
印刷　三河市万龙印装有限公司
经销　全国各地新华书店
书号　ISBN 978-7-5214-2325-9
定价　**39.00 元**

获取新书信息、投稿、为图书纠错，请扫码联系我们。

甘洪桥	艾为民	龙新胜	平佳宜	卢　昭
叶　钊	叶乃菁	付永祥	代珍珍	朱　琳
朱　璞	朱文辉	朱恪材	朱惠征	刘　辉
刘宗敏	刘建浩	刘鹤岭	许　亦	许　强
阮志华	孙　扶	苏广兴	李　松	李　柱
李　娟	李　慧	李　淼	李义松	李方旭
李玉柱	李正斌	李亚楠	李军武	李红梅
李宏泽	李建平	李晓东	李晓辉	李鹏辉
杨玉龙	杨雪彬	吴先平	吴洪涛	宋震宇
张　平	张　芳	张　侗	张　挺	张　科
张　峰	张云瑞	张亚乐	张超云	张新响
陈　杰	陈　革	陈丹丹	陈宏灿	陈群英
武　楠	岳瑞文	金　凯	周　夏	周克飞
周丽霞	庞　鑫	庞国胜	庞勇杰	庞晓斌
郑晓东	孟　彦	孟红军	赵子云	赵庆华
赵海燕	胡　权	胡永召	胡欢欢	胡秀云
胡雪丽	南凤尾	柳国斌	柳忠全	闻海军
娄　静	姚沛雨	钱　莹	徐艳芬	高言歌
郭　辉	郭乃刚	黄　洋	黄亚丽	曹秋平
曹禄生	龚文江	章津铭	寇志雄	谢卫平
靳胜利	鲍玉晓	翟玉民	翟纪功	

编撰办公室主任　韩建涛

编撰办公室副主任　王凯锋　庞　鑫　吴洪涛

本书编委会

主　编　李　柱　韩振蕴　林天东　寇绍杰

副主编（按姓氏笔画排序）

　　　　刘作印　汤艳霞　李鹏辉　杨广跃

　　　　周晓卿　贾林梦　冀同振

编　委（按姓氏笔画排序）

　　　　平佳宜　卢要强　刘伟丽　孙　屹

　　　　孙　扶　李义松　李军武　李晓婉

　　　　杨伟旗　张　岩　张玉仙　张亚乐

　　　　陆素琴　孟占鹏　赵景州　胡红筠

　　　　黄秋实　程晓蕊　蔡凤娟

良工不废外治

——代前言

中医外治法是中医学重要的特色标志之一。在一定程度上讲，它既是中医疗法乃至中医学的起源，也是中医药特色的具体体现。中医外治法经历了原始社会的萌芽、先秦时期的奠基、汉唐时期的发展、宋明时期的丰富、清代的成熟以及当代的完善与发展。尤其是近年来，国家中医药管理局高度重视对中医外治法的发掘、整理与提升，并且将其作为中医医院管理及中医医院等级评审的考评指标之一，极大地推动了中医外治法在临床中的应用和推广。中医外治法与内治法殊途同归、异曲同工，不仅可助提临床疗效，而且可以补充内治法的诸多不足，故自古就有"良工不废外治"之说。因此，中医外治法越来越多地得到各级中医管理部门、各科临床一线医护人员的高度重视和青睐。

近年来，中医外治法的发掘、整理、临床应用研究虽然受到高度重视，但惜于这许许多多的传统与现代新研发的外治疗法散见于各个期刊、著作等文献之中，不便广之，尤其是对于信息手段滞后及欠发达地区的基层医务人员来说，搜集资料更加困难，导致临床治疗手段更是受到了极大的限制。为更好地将这些疗法推广于临床各科，更好地弘扬中医特色外治疗法，在上海高品医学激光科技开发有限公司、河南裕尔嘉实业有限公司的支持与帮助下，我们组织了全国在专科专病领域对外治法有一定研究的 50 余家中医医院的 260 余位临床专家编撰了这套《当代中医外治临床丛书》。本丛书以"彰显特色、简明扼要、突出实用、助提疗效"为宗旨，每册分为概论和临床应用两大部分。其中概论部分对该专病外治法理论基础、常用外治法的作用机制、提高外治临床疗效的思路与方法以及应用外治法的注意事项五个方面进行阐述；临床应用部分以病为纲，每病通过处方、用法、适应证、注意事项、出处、综合评按六栏对药物外治法、非药物外治法进行详细介绍。尤其是综合评按一栏，在对该病所选外治法进行综合总结分析的基础上，提出应用外治法的要点、心得体会、助提疗效的建议等，乃本书的一大亮点，为读者正确选用外治方法指迷导津，指向领航。本套丛书共分为内科、外科、妇科、儿科、五官科、皮肤科、男科、骨伤科、肛肠科、康复科十大类 20 个分册，总计约 300 万字。其中，书名冠以"××法"，实一方为一法。希望本套丛书的出版能为广大中医、西医、中西医结合临床工作者提供一套实用外治疗法参考书。

由于时间仓促，书中难免有不足之处，盼广大读者予以批评指正，以利再版时修订完善！

庞国明

2021 年 3 月

编写说明

中医脑病源远流长，最早《黄帝内经》中就有"中风""眩晕"等脑病的记载，历代医家不断继承发展，形成了比较完善的理论体系，可以说中医脑病发展史就是中医学发展的缩影。目前中医脑病治疗体系相对完善，大家对内治方法应用较为熟练，但对外治法的掌握有所欠缺，如何突出中医特色，发展完善中医脑病外治疗法，使之广泛应用于临床迫在眉睫，为此，我们编写此书，以供临床所需。

本书主要面向广大基层中医、西医、中西医结合医疗护理工作者及医学院校学生，亦可作为具有一定文化素养的患者及其家属康复、预防、保健的读物。考虑到读者对象的实际需要，本丛书的编写力图在注重科学性、知识性、趣味性的基础上，着重体现以下特色。

反映先进性：本书除了搜集历代医家关于中医脑病外治方法外，尽可能囊括当前医学学术期刊、医学书籍及学术讲座等有关脑病外治法成果，以充分展示当代学术、临床水平。

突出实用性：本书选择中医脑病常见病、多发病、疑难病，重在临床，突出实用。所述方法务求具体，简便精当，易于掌握。

坚持通俗性：本书从当代中、西医最新临床实践角度，以简洁明快、深入浅出、通俗流畅的文笔，将有关中医脑病外治法知识介绍给读者。凡生僻的名词术语，在不改变原意的前提下，用现代语言加以改写，冷僻的药名均易之以临床规范的药名。

力求确切性：有关疾病基本概念、中西医诊断及外治方法要求准确无误，所述内容言之有据，引用资料可靠。

参加丛书编写工作的数十位同志，多系学有所得、术有所擅的医学专家。他们在繁重的医、教、研工作之余，通宵达旦，笔耕心锄，通力合作，才使得本书能在较短的时间内脱稿和出版。但由于水平所限，加之时间仓促，未能精雕细琢，疏漏之处在所难免，恳请同仁及广大读者不吝赐教，如按图索骥，小有收获，作者之幸也。

编者

2021 年 1 月

目 录

第一章

概论

第一节　脑病外治法历史渊源及发展

中医临床治疗方法自古以来种类繁多，中医外治法是与内服药物治病相对而言的一种治疗方法。外治法泛指口服药物之外的各种救治方法，是中医学的重要组成部分，它与内治法并重并行，且能弥补内治法之不足。中医脑病外治法在中医理论指导下，以研究人体脑、脊髓、周围神经、肢体、肌肉等的解剖、生理病理特点、诊断辨证规律及治疗方法为主要内容，对中国人民的脑病保健事业起到了巨大作用。从其形成和发展来看大致可分为四个阶段：秦汉时期为萌芽阶段；魏晋隋唐时期为发展阶段；元明清时期为成熟阶段；近现代时期为发展壮大阶段。

一、秦汉时期

中医四大经典之首的《黄帝内经》已认识到皮肉、筋脉、骨节是构成人体运动功能的基本结构，如《灵枢·经脉》明确指出："人始生，先成精，精成而脑髓生，骨为干，脉为营，筋为刚，肉为墙，皮肤坚而毛发长，谷入于胃，脉道以通，血气乃行"。头颅、脊柱、四肢由皮肉、筋脉、骨节构成，以维持机体运动功能。以上论述较好地体现了中医的整体观，为后世应用中医外治法治疗脑部、脊髓及周围神经病变提供了理论基础。《素问·生气通天论篇》载有："阳气者，精则养神，柔则养筋。"《灵枢·本藏》亦谓："人之血气精神者，所以奉生而周于性命者也。经脉者，所以行血气而营阴阳，濡筋骨，利关节者也。"这是最早关于神经运动的记载，并且阐释了皮肉筋骨与运动的关系及导致运动障碍的病因病机，亦认识到皮肉、筋脉、骨节依赖于气血津液精髓的濡养，为中医外治法治疗因气血不足所导致的脑部病变提供了思路和方法，丰富了中医外治法的理论。《素问·宝命全形论篇》云："凡刺之针，必先治神"，提示针刺治疗脑部疾病的历史悠久，且针刺治疗神志疾病疗效确切。

对于痿证的治疗，《素问·痿论篇》所确立的"治痿者独取阳明"大法一直为后世所遵循。《灵枢·寒热病》亦载："若有所堕坠……取其小腹脐下三结交"，为益气补肾法针灸治疗痿证提供了理论依据。

据《史记·扁鹊仓公列传》载，战国时期"扁鹊乃使弟子子阳厉针砥石，以取外三阳五会，有间，太子苏。乃使子豹为五分之熨，以八减之剂和煮之，以更熨两胁下，太子坐起"。此为外治法治疗尸厥最早的记载。关于吹耳法，《素问·缪刺论篇》曰："尸厥……以竹管吹其两耳"。《素问·血气形志篇》云："经络不通，病生于不仁，治之以按摩醪药"，这是外治法治疗麻木最早的记载。关于薄贴法，《灵枢·经筋》曰："卒口僻，急者目不合，热则筋纵，目不开。颊筋有寒，则急引颊移口，有热则筋弛纵缓，不胜收，故僻。治之以马膏，膏其急者，以白酒和桂，以涂其缓者，以桑钩钩之，即以生桑炭置之坎中，高下以坐等，以膏熨急颊，且饮美酒，啖美炙肉，不饮酒者，自强也，为之三拊而已"。关于滴鼻法，《金匮要略·杂疗方》云："救卒死方，薤捣汁，灌鼻中"。关于熏洗法，《金匮要略·百合狐惑阴阳毒病脉证治第三》云："百合病，一月不解，变成渴者，百合洗方主之……蚀于下部则咽干，苦参汤洗之。蚀于肛者，雄黄熏之"。关于药物摩擦法，《金匮要略·历节病脉证治第五》曰："头风摩散方：大附子一枚（炮），盐等分，上二味为散，沐了，以方寸匕，已摩疾上，令药力行"。

二、魏晋及隋、唐时期

《三国志·魏书·方技传》记载华佗治疗"有人病两足不能行"，灸"夹脊一寸上下，行端直均调，如引绳也"，为从督脉论治痿证开创了先河。《范汪方》范汪外治疗法也用于治疗卒中风，其中含法尤为有效。如口歪不正方，取空青如豆一枚，含之即愈。《外台秘要》记载治中风舌强不语方：新好桂，削去皮，捣，下筛，以三指撮着舌下，咽之。《医心方》记载尸蹶如死，脉动如故，阳脉下坠，阴脉上争，气闭故也，疗之方：浓煮桂汁服之一升，覆取汗，亦可末佳着舌下，渐咽汁。《外台秘要》所载除含法外，还有敷法，如治疗中风面目相引偏僻，牙车疼急，舌不得转方：牡蛎（熬），矾石（烧令汁尽），附子（炮），灶中黄土，四味等份，捣筛，以三岁雄鸡冠血和药，敷其急上。《外台秘要》治疗卒不得语方：以苦酒煮芥子，敷颈一周，以衣包之，一日一夕乃解，即瘥。以上几本书的描述反映了当时外治法治疗卒中及面瘫的方法丰富多彩，中医外治疗法疗效显著。西医一些急救的药物也经过舌下含服，与中医外治法治疗急症如出一辙，充分体现了中医外治法的源远流长及神奇疗效。东晋葛洪《肘后备急方》记载："救人方，爪刺人中良久，又针人中至齿，立起"，指出针刺人中，并且针尖到达牙齿，能够治疗晕厥，效果立竿见影。"灸鼻人中，三壮也"等关于灸鼻下人中以治疗晕厥的方法，运用至今。

唐代孙思邈在所著的《备急千金要方》记载："头者，身之元首，人神之所注，气血精明，三百六十五络，皆上归于头。头者，诸阳之会也。故头病必宜审之，灸其穴，不得乱，灸过多伤神"，提示在治疗脑病过程中，灸法治疗是有注意事项的。《千金翼方》记载膏药治疗中风口眼歪斜，如丹参膏，以丹参、蒴藋根、秦艽、羌活、蜀椒、牛膝、乌头、连翘、白术、踯躅、菊花、莽草组方，"上一十二味，切，以苦酒五升，麻油七升，合煎，苦酒尽，去滓，用猪脂煎成膏"，运用时"病在腹内服之，在外摩之"。适应证很广，可以治疗肢节痛挛，不得屈伸，缓风不遂，湿痹不仁，偏枯拘屈，口面歪斜，耳聋齿痛，风颈肿痹，脑中风痛。《备急千金要方》中也有专篇记载中药膏药治疗头痛等外治方法及方药，反映了当时运用中药膏剂治病之广泛。

综上所述，我国两晋、隋唐时期在脑病急症中应用之外治法丰富多样，中医外治疗法得到了长足发展，这一时期创立的舌下含服药物治疗急症的方法沿用至今。膏药在该时期也是治疗中医脑病的主要外治法之一，为后期膏药的外用奠定了一定的基础。

三、元、明、清时期

朱丹溪《丹溪心法·头风》曰："《素问》论头风者，本于风寒入于脑髓耶。"认为头痛与脑有关，多为风寒入脑，故提出灸囟会、百会、前顶、上星等穴的方法。

《理瀹骈文》又名《外治医说》，是清代吴师机系统总结自己多年来从事外治法研究所获得的经验编写而成，是我国第一部系统的中医外治法专著，具有极高的实用价值。其外治法有膏、纳、滴、洗、搽、熏、灸、熨、敷、涂等，主要治疗中风出现的口眼歪斜、手足麻木、一侧肢体偏瘫（肢体偏枯）、中风口噤、闭证以及中风的兼加症等。该书中记载麻仁二香膏、牵正散调制成膏贴敷面瘫处，檀香救枯汤煎水熏患处，麻仁五枝汤治疗风瘫，煎洗患处。该书也提出了三焦分治法治疗相关脑部疾病，如上焦用"嚏法"，可急救复苏、醒脑开窍，中焦用"填法"，可连接上下内外、疏通气血，下焦用"坐法"，可利湿下浊、祛瘀活络，一定程度上丰富了中医外治理论。

清代吴谦的《医宗金鉴·杂病心法要诀》所列外治方多用于脑病急症。如治中风死候可用通关散吹鼻、开关散擦牙，或巴豆油纸卷皂角末烧烟熏鼻，亦可用龟尿点在舌下，言语自易。又如治癫痫初发以皂角汁灌鼻，急取风涎涕唾。治一切头风兼热者以荜茇散嗜鼻，作嚏立愈；头风兼湿者，以瓜蒂、松萝茶为末嗜鼻，嗜出黄水立愈。可见当时清代用外治法治疗中风、头风的技术已经发展得相当成熟了。

《串雅内外编》的作者是清朝赵学敏，此书有内编、外编二册，外编共分28门593条，其中大部分是外治法和外治方，如禁药门、针灸门、灸法门、熏法门、贴法门、蒸法门、洗法门、熨法门、吸法门等等，尤其是介绍用药物佩带、悬挂、烧熏等法以避"疫气"和除蚤、蚊等，实际上是防止病原体的感染，反映了当时很重视疾病的预防。药品门还记载了一些外治剂型的制法，其中鼻烟一节将西洋传入我国的鼻烟加入中药，制成"治惊风，明目，定头痛"的药物吸入剂，并介绍了一些罕见的如耳部用药治疗头痛等外治法，是中医外治宝库中不可多得的瑰宝。

四、近现代时期

近年来，中药外治法的实验研究、应用研究已取得了可喜的进展。中药外治法主要是通过体表皮肤、黏膜、窍道等吸收中药而发挥作用，因此吸收机制的研究对提高外治疗效有着重要作用，已经进行此类研究的主要有皮肤吸收，灌肠吸收，鼻腔吸收，眼部、肺部吸收等。结合现代科技手段，中药外治新方法、新器具、新剂型正不断产生，提高了传统方法的疗效，也丰富了理论上的内容。随着脑病发病率逐年上升，中医外治法在中医院及西医院都得到了充分的运用，受到了患者的广泛认可。近现代中医脑病外治法得到了长足的发展，出现了很多集大成者，如《中医外治法大全》等著作。可以展望，中医外治法作为一门古老而又崭新的分支学科，由于其作用迅速，简、便、廉、效，易学易用，容易推广，使用安全，毒副作用少，乐于为患者接受而必将进入一个更为成熟、完善、科学的时期。

第二节　脑病常用外治法

外治法在脑病治疗中占有重要地位。脑为元神之府，脑为精明之府，脑为髓之海，因脑部疾病与四肢、皮肉、筋骨有密切的关系，故临床上多采用外治法治疗脑病。外治法是运用药物，或用手法，或手术配合专科器械，直接施于患者脑部、胸腹及肢体，起到治疗目的的一种疗法。外治法同内治法一样，也须根据病变部位进行辨证施治，方可得到理想的治疗效果。治疗脑科疾病的常用中医外治方法有外用药物疗法（药物取嚏法、中药封包、穴位贴敷、中药离子导入、穴位注射、中药熏洗、药枕、膏药、灌肠、塞耳法等）和非药物治疗（针刺、电针、头针、艾灸、推拿、穴位埋线、拔罐、耳尖放血等），兹将常用外治法介绍如下。

一、药物外治法

药物外治法是将药物制成不同的剂型，采用各种方法施于患处，使药性直接作用于患处局部。脑病常用药物外治法有药物取嚏法、中药封包、穴位贴敷、中药离子导入、穴位注射、中药熏洗、药枕、膏药、灌肠、塞耳法等。

1. 中药外敷法

经过辨证选取中药，将中药研成细末，备用，现用现调，用时将医用凡士林放入恒温水浴箱中隔水加热，温度为55℃，待凡士林融化后，按照药物：凡士林为1：2的比例，慢慢将融化的凡士林倒入药粉中，边倒边搅拌，将其调匀成稀糊状。患者取健侧卧位，先在施术部位用温湿毛巾擦拭干净，将调匀的稀糊状药膏用压舌板均匀涂抹于患处。涂抹厚度约为0.5cm，随后用保鲜膜包裹施术部位，予以TDP灯垂直照射，距离约30cm，每次照射30分钟，避免患者烫伤。治疗结束后用压舌板刮去外敷药物，用温毛巾擦拭局部。

2. 中药熏洗法

将所用中药煮沸，在药液温度较高时，先以蒸汽熏患肢，或以药液浸湿毛巾敷于身体局部。当药液温度下降到能浸浴时（一般为37~44℃），再将患侧（主要是手足）浸浴。浸浴的时间为20~30分钟，一剂药液可反复加热使用5~6次。

3. 刷牙开噤及催嚏开噤法

将具有发散开窍的中药和匀，以中指蘸药末揩齿，或者吹入鼻腔，本法主要用于治疗闭证。

4. 穴位注射法

将要注射的药物（B族维生素）通过肌内注射的方式注入到肌肉丰厚的穴位如曲池、外关、环跳、足三里、三阴交等。每次上、下肢各选1~2个穴位，交替穴位注射。主要治疗中风吞咽困难、言语不能、肢体偏瘫、周围神经病变等。

5. 中药离子导入法

选取中药，水煎去渣，药醋各半混合备用，治疗时将浸过药液的衬垫套在电极板上，正极放在腧穴部位，负极放在患部，上、下肢交替，电流强度因人而异，直流电导入15分钟。

6. 穴位贴敷法

将中药捣碎，研成细末，鲜生姜捣烂为泥，加冰片末、麻油、蜂蜜调成糊状，填在人体表面的穴位上，次日清晨揭下，温水清洗。

7. 灌肠法

将中药水煎沸 15 分钟，取汁 150ml，待药物温度在 37~38℃时，嘱患者取半卧位，通过输液器下接导尿管灌入（插入深度为 20~30cm），抬高臀部保留 30~60 分钟，每日 1 次，每次 150ml。

8. 药枕法

将中药共研细末，加黄酒适量，装于布袋中，枕于患部。

9. 中药奄包热敷法

选取药物，取布袋 30cm×25cm，置入中药，使用微波炉进行高火加热约 2 分钟，嘱患者保持仰卧位，调整药包为可耐受温度，在患部热敷，1~2 次 / 日，20~30 分钟 / 次，持续治疗 5 天。

10. 中药封包法

将中药混合碾细成末，用密封袋封口包装，放于阴凉干燥之处备用。操作前先用温水洗净封包部位的皮肤，取适量药末加入适量冰片，用开水或酒精拌湿，用纱布包裹成 1cm 厚的药包，敷于患处，再盖上保鲜膜，用医用敷料固定，每日更换 1 次。

11. 塞耳法

将中药磨成粉，以适量棉花包裹塞单耳，每日塞药 4 小时。或者可以先将消毒的小棉球浸泡药液，然后轻轻塞进外耳道。或者将中药研末，以黄蜡或猪脂等制成药条，塞入耳内。

12. 洗足法及洗耳法

将辨证选取的药物共煎水洗脚及洗耳。

13. 敷脐法

将中药研末，用生姜汁调和如膏状，把药膏贴在患者的脐孔上，外以纱布覆盖，胶布固定，每日换药 1 次。

14. 贴法及薄贴法

先将中药粉碎为末，过筛，调和成糊，敷于身体穴位处，每穴用 10~15g，上盖纱布，胶布固定。

15. 中药透药疗法

将中草药共研超微粉，取 4~6g，配 2~4ml 透皮液调和成糊，将调好的药均匀涂抹于沙蒿子饼上，贴于患者腧穴。

16. 药熨疗法

将中药水煎取汁，以纱布浸取药液，略拧干后热熨双目。临睡前熨身体局部。

17. 药帽法

取中药共研末，装入布袋，置于帽子内，戴在头上。

18. 发疱疗法

将具有发疱作用的中药捣碎混合，取穴，在选取的穴位处贴敷上述药物 24 小时，一次发疱。

19. 耳内吹粉法

将中药共研为极细粉，过筛，贮瓶密封，用时将少许药粉放在细竹管一端，或放在细纸卷的一头，将有药的一端对准耳孔，轻轻吹进耳内。

20. 温筒灸法

将磁石烧成灰，与药调匀，用黄蜡融摊纸上，卷筒烧熏患耳，气通后以艾塞耳避风。

21. 擦法

中药共为末，制成弹子大，临用以姜汁化开，擦患部。

22. 中药溻渍法

中药水煎外敷，水温可达 38~42℃，以患者舒适为宜，溻渍时用药毛巾热敷患肢 15~30 分钟。

二、非药物外治法

1. 针刺疗法

针刺疗法是用适当的针具，以不同的手法刺入人体的腧穴，通过针刺效应来预防和治疗疾病的方法。

2. 灸法

灸是利用艾绒制成 20cm×1.8cm 之艾条，外用棉纸封糊，在穴位和患部熏灼、贴敷，使其产生温热性或化学性刺激，通过经络作用，以达到治疗目的的治病方法。

针灸疗法操作简单，实用安全，易于掌握，便于推广，针灸疗法包括针法、灸法。此外，还有与穴位有关的其他疗法，如耳针、穴位注射、穴位埋线、电针、微波针灸、激光针、磁疗等，都有各自的特点及适应证。

3. 刺络拔罐法

选取施治部位，皮肤常规消毒，以检验科采血针散刺，然后用拔罐器拔罐，待出血停止时起罐。每天选 3~5 个穴位进行刺络拔罐放血，3 天刺络拔罐放血 1 次。

4. 刺血疗法

选取穴位或在十指尖或者耳尖局部放血，使用手指按摩施治部位，在其充血后常规消毒，术者一只手固定施治部位，另一只手准确、快速地利用已经消毒好的三棱针刺入，刺入深度在 2mm 左右，之后在针孔位置使用两手拇指和食指进行轻轻按压，依据患者的实际病情状况和体质状况放 5~10 滴血液，放血结束后消毒针口位置。刺血疗法在脑病中可以治疗癫狂、头痛、中风、眩晕、不寐、音哑等多个病种。临床应用刺络放血多治疗实证，对于一些虚损性疾病则要慎用或禁用，凡临床见到明显虚证或体质虚弱的患者，需慎用刺血疗法治疗，以免犯"虚虚"之戒。

5. 电针法

选取穴位及体位，穴位局部常规消毒，选用直径为 0.30mm、长 25~40mm 的毫针，进针 10~40mm 后，连接电针仪，用持续波（每分钟 100~200 次），30 分钟后出针。每日 2 次，健侧、患侧交替治疗。

6. 穴位埋线法

将所用药液配备后，将 0-1 号医用羊肠线浸入药液 30 天后施用。所选取穴区皮肤常规消毒后，在穴位两侧 1~2cm 处做局麻皮丘，用三角针穿药线（双折），从局麻皮丘刺入，穿过穴位下方肌层，从对侧局麻皮丘处穿出，然后紧贴皮肤剪断两端线头，放松皮肤，轻揉局部，使羊肠线完全埋入皮下组织内，创可贴盖贴针孔，10 天 1 次。

7. 头针

选取头部穴位，取针具（0.3mm×50mm，2 寸针）分段沿皮刺入施治部位，斜刺入皮下约 1 寸，快速进、出针，快速小幅度捻转。

8. 耳针及耳穴压豆疗法

（1）耳针：局部用碘伏消毒耳部，然后用酒精棉球脱碘，选用无菌针灸针，每次选用 3~4 穴点刺，在患者疼痛反应较大的耳穴留针。

（2）耳穴压豆疗法：消毒按压的穴位，用王不留行籽贴双侧耳穴，嘱患者每日自行按压 3~4 次，每次 2 分钟左右，每 5 天更换耳穴 1 次。

9. 中频治疗

准备 ZP-A9 型电脑中频治疗仪，选取穴位，根据患者耐受程度选取强度、透热。

10. 经络氧疗法

常规消毒腧穴后，选 1~2 寸长毫针直刺穴位。同时配以鼻塞吸氧，氧流量为每分钟 2~5L，以患者感觉舒适为宜。30 分钟后停止吸氧，出针。双侧穴位交替施用。

11. 拔罐疗法

选取经络，取俯卧位，用火罐自上而下走罐及闪罐，以背部潮红为度，最后留罐 10~15 分钟，每 2 天 1 次。

12. 音乐疗法

根据相应症状选择不同类型的音乐，如班得瑞的《月光水岸》《自然》、莫扎特的《漫步》、贝多芬的《G 大调小步舞曲》、勃拉姆斯的《摇篮曲》等，对有特定要求的患者，优先选择其喜好的音乐。患者佩戴耳机自行播放，嘱患者将注意力集中在音乐中，护理人员柔和讲解音乐内涵，要求患者适当联想以达到全身放松状态。

13. 音乐电针法

根据患者描述的症状选用 2~3 个相应的背俞穴及相应的五志穴（肺—魄户、心—神堂、肝—魂门、脾—意舍、肾—志室）。采用 ML8806 型音乐电针仪进行治疗，选择上述穴位，用医用棉球消毒皮肤表面，将电极贴在穴位上，并加以固定。打开电源开关，戴上耳机，放上患者喜欢的音乐磁带，缓慢地增加输出强度，到患者感到电麻，但舒适、能承受即可。

14. 磁穴疗法

磁片运用表面镀锌的 XTS-35 钦铁硼稀土，采用直接贴敷法。贴敷前先用 75% 乙醇清洁局部皮肤，再用手指在穴位上摩擦 10 秒以皮肤红热为度，然后将准备好的专用透气胶布贴于一面，再用 15mm × 15mm 大小的单层纱布置于另一面。

15. 刮痧法

用刮痧板刮选取的穴位线，单方向刮，速度逐渐加快，反复刮 5~7 遍，刮至皮肤出现红色紫斑。

16. 小针刀疗法

在患者肌痉挛明显处的肌肉附着点及其他阳性反应点操作，常规消毒后，行小针刀剥离术。

17. 火针疗法

将酒精灯点燃放在顺手位置，选用0.5mm贺氏细火针，用针柄以压痕作为选穴标记。常规消毒针刺穴位，在灯上将针尖烧红发亮，对准穴位，速进疾出，用消毒干棉球按压针孔以减轻疼痛。针处出血一般不处理，待其自止。

18. 温针灸

患者侧卧，患侧面部朝上或取坐位。在穴位处行温针灸。将艾条切成1.5cm的艾段，针刺得气后将艾段插在针柄上点燃施灸，待艾段燃尽后除去灰烬，每穴灸两段后取针。

19. 太乙神针法

太乙神针，艾条之一，近代处方以艾绒、硫黄、乳香、没药、丁香、松香、桂枝、雄黄、白芷、川芎、枳壳、皂角、独活、细辛等药制成。使用时，点燃一端，用布七层包裹，按于应灸穴位或痛处，冷则易之，以灸之局部温热为度，用于治疗风寒湿痹，痿弱无力，以及一般慢性虚寒病症等。

20. 雷火灸

以沉香、穿山甲（现以他药代之）、干姜、茵陈、木香、羌活、乳香、麝香等药制成艾条，施灸于穴位上的一种灸法，起到温经通络、疏风散寒、活血化瘀、消肿止痛、扶正祛邪之功效。

21. 低频重复经颅磁刺激法

磁刺激器及相关线圈出于丹迪公司，线圈为"8"字形，单侧内径为10mm，外径为50mm。治疗时引导患者坐在治疗椅上，叮嘱患者放松，取圆形线圈手柄，确定国际脑电图10-20系统右后颞T5中心、左中央C3位置，手柄朝上放置，双侧耳鸣放置在病情较重区域，同头皮相切。合理设定参数。

22. 高压氧疗法

高压氧治疗，压力控制为0.2MPa，加压20分钟，随后给予患者吸氧，中间休息 10 分钟，休息后降压 30 分钟，每天治疗 1 次。

23. 蜂毒疗法

选取穴位，先用 70% 乙醇棉球常规消毒处理，待乙醇充分挥发后取 1 只意大利蜜蜂的尾针蚕刺在腧穴，随即拔出，刺点立现小皮丘，2 分钟后观察，若局部红肿直径小于 5cm，又无全身过敏反应者，为蜂毒过敏试验阴性，即可接受蜂毒疗法治疗，第一次应用蜂针散刺法，适应后采用蜂针直刺法或活蜂蜇刺法。蜂针疗法一般隔日 1 次，或 2~3 天 1 次。

24. 割治疗法

选取腧穴，常规消毒后，用刀片在穴位处划开一长约 0.5cm 的切口，拔火罐 30 分钟后，在刀口处覆盖酒精纱条。

25. 灯火灸法

将约 3 寸长的蘸有桐油的灯芯点燃后刺激腧穴。

26. 健身气功法

常用的气功法有易筋经（倒拽九牛尾、九鬼拔马刀）、八段锦（两手托天理三焦、左右开弓似射雕）、五禽戏（虎举、鸟飞式）、马王堆导引术（挽弓）、大舞（揉脊式、摩肋式）、导引养生功十二法（金鸡报晓）等。

27. 火龙灸

嘱患者俯卧，充分暴露背部，沿脊柱正中（大椎至腰俞穴）均匀铺撒药物所制药粉 15~20g，将桑皮纸（100cm×10cm）平铺于后背正中，将生姜泥（1kg 新鲜生姜洗净，打碎，去汁）铺于桑皮纸上，垒成梯柱状姜墙（宽约 5cm，高约 3cm，长为大椎至腰俞穴），再将 10 年蕲艾绒捏成橄榄状艾炷（长约 5cm，中心直径约 2cm），将约 12 个艾炷首尾相连平铺于生姜泥上，同时点燃"头、身、尾" 3 处艾绒，待第 1 壮燃尽后，行第 2 壮，操作同第 1 壮。

28. 鳝血法

用铁锥刺鳝鱼的头部，取滴出之稠血 30 滴，加麝香 0.15g 调匀，涂患侧的地仓穴周围，直径 2cm，每隔 15 分钟涂 1 次，共 4 次，3~4 小时后洗去。

若不效第 2 天或隔日再涂，直至痊愈。

29. 推拿按摩法

临床上根据疾病，辨证采取不同的手法。如失眠，以安神为主，兼以养阴解郁，清肝泻火，和胃导滞，常用手法有按揉上、中、下脘，点按大敦、厉兑、隐白等。眩晕宜开窍化痰，健脾和胃，活血化瘀，常用手法有点按足三里、推拿腹部、推丰隆、揉按督脉穴等。

30. 导引法

太极拳五功六法导引法用于防治失眠、眩晕、中风、痿证、帕金森病等。练习太极拳五功六法的具体内容：五功包括太极拳桩、开合桩、起落桩、虚实桩和阴阳桩；六法包括云手、野马分鬃、搂膝拗步、金鸡独立、左右蹬脚和揽雀尾。在做太极拳的五功六法中采用逆腹式呼吸，使动作与呼吸协调配合。

31. 药棒循经推按法

选取经脉如督脉、足太阳膀胱经、夹脊穴等。首先在背部督脉及足太阳膀胱经反复推按，并于夹脊穴施以药棒穴位点按，然后顺势施于所要治疗的经脉。

第三节　外治法的作用机制

中医外治法是中医治疗学的重要组成部分，在距今 2000 多年前的中医文献中就有明确的记载，中药经皮给药方法众多，目前大约有贴、敷、涂、洗、浴、淋、浸渍、围、裹熏、熨、离子导入、药磁疗法等 50 余法。中医药物外治法是通过辨证论治，将中药调制成敷、摩、贴、洗、熨等剂型，治疗时通过对皮肤特定部位的接触，从而达到治疗疾病目的的方法。外用药物切近皮肤，通彻于肌肉纹理之中，将药物的气味透达皮肤以及特定的穴位而直达经络，传入脏腑，以调节脏腑气血阴阳，扶正祛邪，从而治愈疾病。针法、灸法和按摩推拿法等非药物外治法，其治病机制本出于一源，都是借助于体表的腧穴接受各种刺激信息，进一步通过经络之气的作用，来调整机体脏腑阴阳的平衡，达到治疗疾病的目的。吴师机在《理瀹骈文·略言》中指出："外治之理即内治之理，外治之药亦即内治之药，所异者法耳，医理药性无二，而法则神奇变幻。"

第四节　提高外治法临床疗效的思路与方法

清代吴师机的《理瀹骈文》是一部较完善的外治专著，其中记载："外治之理即内治之理，外治之药亦即内治之药，所异者法耳。医理药性无二，而法则神奇变幻"，"外治必如内治者，先求其本，本者何也，明阴阳识脏腑也"。强调辨证也是外治疗法的前提和依据，只有明确病变的阴阳、表里、虚实、寒热等属性，抓住疾病的本质，把握病症的标本、轻重、缓急，才能正确施治，达到预期效果。

"症－证－病"三者合观是脑病的辨证核心，中医临床欲发挥治疗某种疾病的最好疗效，不仅要重视疾病不同的病机个性，还必须明辨作为这一疾病的病机共性。症状是患者就诊的主要原因，而证和病又是症状的高级体现，二者相互补充，共示病机。

首先以症为基，症分为症状与体征，症状主要是患者自我的主观感受，而体征是医生通过自己专业知识对患者情况的总结。通过询问患者的不适，观察症状及体征的特点，医生可以直接切入病机，以达到对疾病进行诊疗的目的。拟定外治法时应十分注重患者的主观感受，这种主观感受往往是诊断疾病的线索，也是治疗的一个小目标，在这种目标的引导下，在外用药中加入对症治疗的药，疗效往往较内服药更为明显，同时也要把握住一些患者在某些疾病上特有的一些症状，借助这些特异性症状可以推导出每个患者的个性病机，在治疗中起到画龙点睛的作用。

其次以证为枢，辨证论治是中医的核心观点，证是对疾病当前阶段的病位、病性等所做的结论，如果说解除症状是我们治疗的主要目的，那么把握住"证"则是我们的治疗大法，比如失眠有阴阳之分，而治疗方法迥异。辨证要注重整体辨证与局部辨证相结合，处方用药分君臣佐使，辨证也应当辨君臣佐使。察色按脉，先别阴阳，构成证的主体；观察入睡情况及伴随症状，而知部分，把握住证的特异性。用药如布兵，往往灵活多变，根据局部症状与整体症状的缓急分别选用不同的君药，比如说同是失眠心烦不寐的患者，若以头晕耳鸣、腰膝酸软、五心烦热为主症，则以阿胶为君，黄连为臣，而以脘腹痞闷、口苦恶心为主的时候又可以以黄连为君。

最后以病为衡，病是对疾病发生发展变化特点的高度概括，能很好地体现疾病的规律，这种规律是疾病共性的体现。同时，病与病之间又有各自独有的特点，比如辨证同是气血虚弱，失眠与眩晕在治法上却有很大差异，根据每个病的特点，总结出共性病机，再根据病机拟定相应处方，作为外用药物的一个基础单元，临证巧妙配伍，不失法度。辨证如同回家的火车一样，引导着治疗的方向，但在哪里下车还是取决于疾病本身的特点。

第五节　应用外治法注意事项

中医外治法在治疗疾病方面有诸多的优势，但是在治疗过程中也有诸多需要注意的事项。

首先，中药外用治疗过程中皮肤过敏或溃疡者慎用，中药外用防止烫伤，注意皮肤黏膜保护；针刺、刺络放血时要随时测量血压，检查脉象、心率；推拿按摩时注意手法及患者耐受程度。外治过程中患者要保持心情舒畅，多听轻音乐，不宜饮酒，多吃新鲜蔬菜、水果，多运动。艾灸局部固定时要注意固定部位的牢固，防止脱落烫伤；电针治疗过程中注意电流刺激强度不宜过大，防止电灼伤；穴位注射时避免将药物注入关节腔、血管内，注射前注意仔细评估患者注射处局部皮肤有无感染、瘢痕、破溃及水肿，如有则禁止使用，对药物成分过敏者禁用，年老体弱及初次接受治疗者，最好取卧位，注射部位不宜过多，以免晕针，穴位注射时避开血管、神经。所有外治均要注意防止继发感染等。

第二章

临床应用

第一节　脑梗死

脑梗死是缺血性卒中的总称，包括脑血栓形成、腔隙性梗死和脑栓塞等，指脑部血液供应障碍，缺血、缺氧引起局限性脑组织坏死或软化而出现相应的神经系统症状，该病在脑血管疾病中最为常见，占全部脑卒中的60%~80%。血管壁病变、血液成分和血流动力学改变是引起本病的主要原因。与其关系密切的疾病有糖尿病、肥胖、高血压、风湿性心脏病、心律失常、各种原因的脱水、各种动脉炎、休克、血压下降过快过大等。临床表现以猝然昏倒、不省人事、半身不遂、言语障碍、智力障碍为主要特征。中医属于缺血性中风，亦称"卒中"。

1. 临床诊断

参考 1995 年中华医学会第四次全国脑血管病学术会议修订的《各类脑血管疾病诊断要点》。

（1）动脉粥样硬化性血栓性脑梗死：常于安静状态下发病，大多数发病时无明显头痛和呕吐。发病较缓慢，多逐渐进展，或呈阶段性进展，多与脑动脉粥样硬化有关，可见于动脉炎、血液病等。一般发病后 1~2 日内意识清楚或轻度障碍。有颈内动脉系统和（或）椎-基底动脉系统症状和体征。应做 CT 或 MRI 检查，腰穿脑脊液一般不含血。

（2）脑栓塞：多为急骤发病，多数无前驱症状，一般意识清楚或有短暂性意识障碍，有颈内动脉系统和（或）椎-基底动脉系统症状和体征，腰穿脑脊液一般不含血，若有红细胞可考虑出血性脑梗死。栓子的来源可为心源性或非心源性，也可同时伴有其他脏器、皮肤、黏膜等栓塞症状。

（3）腔隙性梗死：发病多由于高血压动脉硬化引起，呈急性或亚急性起病，多无意识障碍，应进行 CT 或 MRI 检查，以明确诊断，临床表现多不严重，较常见的为纯感觉性卒中、纯运动性轻偏瘫、共济失调性轻偏瘫、构音不良-手笨拙综合征或感觉运动性卒中等。腰穿脑脊液无红细胞。

（4）无症状性脑梗死：为无任何脑及视网膜症状的血管疾病，仅为影像学所证实，可视具体情况决定是否作为临床诊断如下。病程诊断如下。急性期：发病 1~2 周；恢复期：发病 2 周 ~6 个月；后遗症期：发病 6 个月以后。

2. 中医分型

（1）风痰阻络证：半身不遂，口舌歪斜，言语不利或不语，偏身麻木，头晕目眩，痰多而黏，舌质暗淡，舌苔薄白或白腻，脉弦滑。多见于急性期。

（2）痰热腑实证：半身不遂，口舌歪斜，言语不利或不语，偏身麻木，腹胀，便干便秘，头痛目眩，咯痰或痰多，舌质暗红，苔黄腻，脉弦滑或偏瘫侧脉弦滑而大。急性期多见。

（3）气虚血瘀证：半身不遂，口舌歪斜，言语不利或不语，偏身麻木，面色㿠白，气短乏力，口角流涎，自汗出，心悸，便溏，手足肿胀，舌质暗淡，有齿痕，舌苔白腻，脉沉细。多见于恢复期和后遗症期，急性期亦可出现。

（4）阴虚风动证：半身不遂，口舌歪斜，言语不利或不语，偏身麻木，眩晕耳鸣，手足心热，咽干口燥，舌质红而体瘦，少苔或无苔，脉弦细数。多见于恢复期和后遗症期，急性期亦可出现。

（5）痰蒙清窍证：神志昏蒙，半身不遂，口舌歪斜，痰涎壅盛，面白唇暗，肢体松懈，瘫软不温，静卧不烦，二便自遗，周身湿冷，舌质紫暗，苔白腻，脉沉滑缓。多见于急性期或由中经络演化而来。

（6）痰热内闭证：神志昏蒙，半身不遂，口舌歪斜，鼻鼾痰鸣，肢体强痉拘急，项强身热，气粗口臭，躁扰不宁，甚则手足厥冷，频繁抽搐，偶见呕血，舌质红绛，舌苔褐黄干腻，脉弦滑数。多见于急性期，重症患者发病即可出现，亦可由痰热腑实证演化而来。

（7）元气败脱证：多见于病情危笃临终之时，属中风危候，多难救治。昏愦不知，目合口开，四肢松懈瘫软，肢冷汗多，二便自遗，舌痿，舌质紫暗，苔白腻，脉微欲绝。

一、药物外治法

（一）中药外敷法

处方 001

麝香 1g，冰片 5g，川牛膝 15g，木瓜 20g，樟脑 50g，雄黄 40g，桃仁 15g，半夏 6g。

【用法】上药共研细末，分 30 等份，另备大活络丸 30 粒，生姜末 90g，每次用热米饭捶饼两个，每饼上放药末 1 份，大活络丸 1 粒，生姜末 3g，敷患侧上下肢各 1 穴位（上肢取肩髃、尺泽，下肢取环跳、委中，交替使用），晚敷早去，半个月为 1 个疗程。

【适应证】风痰阻络型、痰蒙清窍型中风，症见半身不遂，肢体麻木肿痛。

【注意事项】固定牢固，防止脱落。

【出处】《湖北中医杂志》1986，（6）：2.

处方 002

生附子、当归各 40g，羌活 60g，远志 20g，威灵仙 90g，乳香、琥珀各 30g，没药 50g，蒜头适量。

【用法】上药适量研成细末，每穴用药末 5g，用醋调成糊状，炒热敷于患侧劳宫、涌泉穴上，以麝香风湿膏固定，次晨取下。开始 10 天每天 1 次，以后隔日敷药，1 个月为 1 个疗程。

【适应证】风痰阻络型、元气败脱型、气虚血瘀型中风，症见半身不遂，肢体麻木、肿痛。

【注意事项】固定牢固，防止脱落。

【出处】《湖北中医杂志》1986，（6）：2.

处方 003

青风藤、海风藤、红花、羌活、独活、川芎、威灵仙、制草乌、制川乌各 30g，白芷、当归、细辛各 20g。

【用法】按照上述比例，用中药粉碎机将其粉碎成可过 100 目的微粉，备用，现用现调，用时将医用凡士林放入恒温水浴箱中隔水加热，温度为 55℃，待凡士林融化后，按照药物：凡士林为 1：2 的比例，慢慢将融化的凡士林倒入药粉中，边倒边搅拌，将其调匀成稀糊状。患者取健侧卧位，先在施术部位用温湿毛巾擦拭干净，将调匀的稀糊状药膏用压舌板均匀涂抹于患侧整个肩关节上，涂抹范围为肩井穴、臂臑穴、肩前穴、天宗穴，两点分别相连组成的区域。涂抹厚度约 0.5cm，随后用保鲜膜包裹施术部位，予以 TDP 灯垂直照射肩关节局部，距离约 30cm，每次照射 30 分钟。治疗结束后用压舌板刮去外敷药物，温毛巾擦拭局部。

【适应证】风痰阻络型、气虚血瘀型、痰蒙清窍型中风，症见半身不遂，肢体肿痛。

【注意事项】防止烫伤、灼伤。

【出处】《山西中医》2019，35（11）：33-35.

🥣 处方 004

制川乌 20g，制草乌 20g，当归 20g，川芎 20g，冰片 20g（另入），泽泻 20g，红花 20g，川断 20g，细辛 20g，伸筋草 20g，苏木 30g，延胡索 20g，牛膝 20g，杜仲 20g，木瓜 20g，防风 20g。

【用法】①将上述中药磨粉后与细沙以 2：5 比例均匀混合后，与冰片分装入 30cm×20cm 大小的棉质布袋中，缝合袋口，使细沙和中药不至漏出。将沙袋在清水中浸泡约 10 分钟，使中药及细沙充分浸湿，取出置于蒸锅中熏蒸约 30 分钟后取出。②取两块布置于沙袋塑料薄膜上，加 2~3 层干毛巾（数量可根据患者情况酌定），沙袋整平后敷于患处，覆盖塑料薄膜，以保持温度。③热敷 30 分钟，每日 1 次，7 日为 1 个疗程，治疗 2 周。④热敷完毕，取下沙袋及薄膜，擦干局部皮肤，观察皮肤情况，如有无烫伤。

【适应证】风痰阻络型、气虚血瘀型中风，症见半身不遂，肢体麻木、疼痛。

【注意事项】防止烫伤。

【出处】《内蒙古中医药》2018，37（6）：94-95.

🥣 处方 005

菟丝子、白芥子、莱菔子、吴茱萸、紫苏子各 100g。

【用法】上药用大小合适的布袋装袋，扎紧口袋，手沾少许水到布袋表面，再放入微波炉中高火加热 3~4 分钟，然后取出，使用前用手背试温度，以 50~75℃为宜，对于知觉迟钝的患者，尤其要注意温度的高低，避免烫伤患者。热熨时需要暴露患侧肢体，采用由肢体远侧至近侧的方向热熨，时间为 10~15 分钟，以整个患肢出现潮红为宜。中药封包不烫手时可停留在肢体各关节 10 分钟左右，1 天 1 次。

【适应证】痰蒙清窍型中风，症见肢体活动不遂，患肢水肿。

【注意事项】防止烫伤。

【出处】《湖南中医杂志》2018，34（1）：84–86.

（二）中药熏洗法

处方 006

伸筋草、透骨草、红花各 3g。

【用法】对于中风偏瘫的患者主要以熏洗患侧局部为主，分上肢熏洗和下肢熏洗。在药液温度较高时，先以蒸汽熏患肢，或以药液浸湿毛巾敷于患肢，主要是肩、肘、腕、手及髋、膝、踝关节等处。当药液温度下降到能浸浴时（一般为 37~44℃左右），再将患侧（主要是手足）浸浴。浸浴的时间为 20~30 分钟，一剂药液可反复加热使用 5~6 次。

【适应证】风痰阻络型、气滞血瘀型中风，症见肢体活动不遂，肢体麻木、疼痛。

【注意事项】防止烫伤。

【出处】贾一江，庞国明，府强，等.《当代中药外治临床大全》中国中医药出版社.

（三）刷牙开噤法

处方 007

南星末 1.5g，冰片少许。

【用法】上药和匀，以中指蘸药末揩齿，反复 20~30 次。

【适应证】中风痰热内闭证，症见口噤不开。

【注意事项】本法只是针对神昏窍闭患者的急救措施之一，临床尚需根据病情配合其他方法，综合救治，使患者迅速脱离昏迷状态，一旦患者口噤开，神志转清，即应针对病因治病之本。

【出处】沈金鳌，田思胜.《杂病源流犀烛》人民卫生出版社.

（四）催嚏开噤法

处方 008

细辛、皂角、薄荷、雄黄各 0.3g。

【用法】上药共为细末，每次取少许吹入鼻中，可连用 1~3 次，每次可间隔 10 分钟左右。

【适应证】中风昏迷痰蒙清窍证、痰热内闭证，症见口噤不开。

【注意事项】吹入药粉不宜多。

【出处】沈金鳌，田思胜.《杂病源流犀烛》人民卫生出版社.

（五）穴位注射法

处方 009

复方丹参注射液。上肢选肩髃、曲池、外关，下肢选环跳、足三里、三阴交。

【用法】复方丹参注射液 2~6ml 于患侧肢体穴位注射，每次上、下肢各选 1~2 个穴位，交替穴位注射。

【适应证】中风风痰阻络证、气虚血瘀证，症见肢体活动不遂。

【注意事项】注意穴位注射时避开血管、神经。

【出处】《中医外治杂志》1996，（3）：13.

（六）中药离子导入法

处方 010

水蛭 10g，川芎 10g，桂枝 10g，蜈蚣 3 条，地龙 10g。

【用法】水煎去渣，药醋各半混合备用。治疗时将浸过药液的衬垫套在电极板上，正极放在大椎穴，负极放在患肢，上、下肢交替，电流强度因人而异，直流电导入 15 分钟。

【适应证】中风风痰阻络证、气虚血瘀证，症见半身不遂。

【注意事项】电流刺激强度不宜过大，防止电灼伤。

【出处】《中医外治杂志》1996，（3）：13.

二、非药物外治法

（一）灸法

处方 011

太冲，内关，劳宫，足三里，丰隆。

【用法】艾条悬灸治疗，每日 1~2 次，每次 30 分钟。

【适应证】中风风痰阻络证、气虚血瘀证、阴虚风动证、痰蒙清窍证。

【注意事项】防止烧伤。

【出处】朱坤福，祝蕾，杨海珍，等.《中国灸疗学》中医古籍出版社.

处方 012

百会，关元，气海，神阙，肾俞，命门，足三里。

【用法】关元、神阙、足三里、气海用隔盐灸，其他穴用针刺。

【适应证】中风元气败脱证。

【注意事项】防止烧伤。

【出处】朱坤福，祝蕾，杨海珍，等.《中国灸疗学》中医古籍出版社.

处方 013

肩髃、曲池、足三里、太冲、合谷等穴。

【用法】端阳艾、硫黄、雄黄、全蝎、白花蛇、白芷、乳香、没药、麝香、川乌、草马等 19 味药物，药物以端阳艾为主，余药少量即可，上药制成 20cm×1.8cm 之药条，外用棉纸封糊，每穴 15 分钟，每日 1 次，14 次为 1 个疗程。

【适应证】中风风痰阻络证、气虚血瘀证、阴虚风动证、痰蒙清窍证。

【注意事项】防止烧伤。

【出处】《陕西中医》1989，10（11）：516.

（二）针刺疗法

处方 014

局部选穴。

原则上在偏瘫患肢上取穴，通过针刺以改善其运动、感觉等功能障碍。

运动障碍	取穴
肩关节运动障碍	肩贞、肩井、秉风、天宗、天鼎等
肘关节运动障碍	尺泽、曲泽、曲池、手三里、天井、外关等
腕关节运动障碍	外关、手三里、阳谷、阳溪、腕骨、大陵、合谷、鱼际、劳宫等
手指运动障碍	合谷、内关、劳宫、后溪、鱼际、四缝、神门、太渊、曲泽等
髋关节运动障碍	环跳、风市、秩边、白环俞、髀关、伏兔、承扶、阴廉等
膝关节运动障碍	委阳、委中、曲泉、阳陵泉、膝眼、梁丘、足三里、膝阳关等
踝关节运动障碍	解溪、丘墟、然谷、昆仑、公孙、足三里、条口、照海、悬钟等

偏瘫的辨证施针如下。

风中经络：治以祛风通络，可用列缺、大椎、风池等。

腑气不通：治以泄下通腑，可用合谷、大肠俞、天枢、下巨虚等。

气虚痰阻：治以益气豁痰。益气用气海、脾俞、肺俞、中脘、足三里；祛痰用肺俞、丰隆、脾俞等。

气虚血瘀：治以益气活血。益气用气海、脾俞、公孙、足三里；活血用血海、膈俞等。

气滞经络：治以行气活络，用期门、太冲、阳陵泉、足三里。

肝肾阴亏：治以滋补肝肾，用肾俞、肝俞、命门、复溜等。

肝风挟痰：化痰息风。息肝风用太冲、行间、照海、阳陵泉；化痰用丰隆、肺俞、太渊等。

以上诸穴，均按"实则泻之""虚则补之"的原则实施补泻手法。

【操作】对于中风偏瘫弛缓状态，一般新病、实证用泻法，久病、虚证用补法。每日1次，针下得气后留针20~30分钟，10天为1个疗程，间隔休息2天后进行下1个疗程。对于中风偏瘫痉挛状态采用针刺痉挛侧对侧经穴为主。即上肢取阳经穴，下肢取阴经穴和膀胱经穴。针法以泻法和平补平泻为主。这种针刺方法与中医"治痿独取阳明"不同，是在现代神经生理学认识基础上的取穴原则。

【适应证】中风肢体活动不遂。

【注意事项】针刺时尽量避开血管、神经。

【出处】2010 年国家中医药管理局发布的《22 个专业 95 个病种中医临床路径》。

（三）推拿按摩法

处方 015

头部。印堂，神庭，太阳。

【操作】用拇指或中指指腹在印堂穴做按揉手法，反复 10~20 次。由印堂穴沿前额正中线上推至神庭穴，反复推抹 5~10 次，再按揉神庭穴 5~10 次。用拇指指腹或拇指偏峰在前额正中线分推抹至侧头部，反复 5~10 次。用拇指或中指指腹在太阳穴做按揉手法，反复 10~20 次。用拇指、中指、无名指指腹在两侧头部做按揉擦的手法，反复 20~30 次。用拇指指腹沿头顶五条线由上自下按压，反复按压 2~3 遍。用五指端轻轻叩打头顶部，反复 30~50 次。

【适应证】肝阳上亢型中风后遗症。

【注意事项】推拿时勿用力过猛。

【出处】《中国实用医药》2014，9（28）：233–234.

处方 016

上肢部。肩髃，曲池，内关，外关，合谷。

【操作】在上肢做由上至下的揉捏手法，反复 2~3 遍。在上肢做由上至下的滚动手法，反复 2~3 遍。在手指手掌处反复做揉捏 1~2 遍。点按肩髃、曲池、内关、外关、合谷等，每穴点按 10~20 次。分别摇动及屈伸肩、肘、腕关节，反复 3~5 次。双手握其掌指关节处，反复轻抖 3~5 次。用空拳在上肢做由上至下的拍打手法，反复 2~3 遍。

【适应证】肝阳上亢型中风后遗症。

【注意事项】推拿时勿用力过猛。

【出处】《中国实用医药》2014，9（28）：233–234.

🥣 处方 017

下肢部。足三里，阳陵泉，丘墟，太冲，行间。

【操作】在下肢做由上至下的拿捏手法，反复 2~3 遍，重点为足少阳胆经、足厥阴肝经。在下肢做由上至下的㨰动手法，反复 2~3 遍。在足掌处反复做揉捏手法 1~2 遍。点按足三里、阳陵泉、丘墟、太冲、行间等穴位，每穴点按 10~20 次。分别摇动以及屈伸髋、膝、踝关节，反复 3~5 次。用空拳在下肢做由上至下的拍打手法，反复 2~3 遍。

【适应证】肝阳上亢型中风后遗症。

【注意事项】推拿时勿用力过猛。

【出处】《中国实用医药》2014，9（28）：233-234.

🥣 处方 018

腹部。中脘，天枢，关元，气海。

【操作】在腹部按顺时针或逆时针方向做摩揉手法，50~80 次。沿腹部正中线向两侧腹部做分推手法，5~10 次。点按中脘、天枢、关元、气海等穴，每穴按 5~20 次。

【适应证】肝阳上亢型中风后遗症。

【注意事项】推拿时勿用力过猛。

【出处】《中国实用医药》2014，9（28）：233-234.

🥣 处方 019

患侧肩髃、肩贞、曲池、手三里、阳溪、阳池、阳谷及合谷等穴。

【操作】患者取坐位或仰卧位，术者用拇指点揉患侧肩髃、肩贞、曲池、手三里、阳溪、阳池、阳谷及合谷等穴，接着采用捏法，两手交替从肢体远端捏至近端 10 余遍，然后轻柔地环转活动腕、肘及肩关节，再轻轻地搓揉患肢数遍，并捻揉掌指部，最后做腕关节背伸运动、前臂的牵拉手法并以拍打手法结束治疗。7 次为 1 个疗程，推拿 2 个疗程，中间休息 2 天。

【适应证】中风半身不遂。

【出处】徐三文，梅炳银，李丽，等.《常见脑病中医外治法》科学技术文献出版社.

（四）药棒循经推按法

处方 020

督脉，足太阳膀胱经，夹脊穴，足少阳胆经，足阳明胃经，足太阴脾经，足少阴肾经，足厥阴肝经，阴阳跷脉，手三阴经和手三阳经。

【操作】药棒循经推按法治疗中风偏瘫首先在背部督脉及足太阳膀胱经反复推按，并于夹脊穴施以药棒穴位点按，激发经气，以行气活血、调理阴阳，使经气直通于脑，然后顺势施于足少阳胆经、足阳明胃经、足太阴脾经、足少阴肾经、足厥阴肝经、阴阳跷脉、手三阴经和手三阳经，具有药物外治、温热烫熨、推拿按摩等多重作用，通过调节经络的气血运行，改善中风偏瘫肢体拘急之症。同时，在使用该疗法时，配合自拟外治方，方中以白芍为君，外用具有滋养肝肾之阴血、缓急止痛之功效，臣以祛风通络止痉之防风、宽筋藤、络石藤、千年健、海风藤，其效相辅相成，钩藤平肝息风，红花活血通络效佳，稍佐樟脑、冰片温经止痛，这些有效物质可通过皮肤渗入患肢关节周围组织，迅速起到消除肢体疼痛肿胀、缓解肌肉痉挛的作用，从而达到最终有效治疗中风偏瘫的目的。同时药棒循经推按法通过对肢体肌肉、关节的推按，增加对患肢本体感觉的良性刺激输入，有助于大脑功能的重组。综上所述，药棒循经推按法具有养血活血、舒筋活络、缓急止痛的功效，并能促进大脑功能的重组而对中风偏瘫肢体的康复有促进作用。

【适应证】中风半身不遂。

【注意事项】用力轻柔，防止皮肤擦伤。

【出处】《中医药导报》2012，（6）：15-16.

综合评按：脑梗死是严重危害人类健康和生命的常见疾病之一，具有高发病率、高致残率、高死亡率的特点，如果救治不当，可危及患者的生命，遗留智力减退、言语不利、肢体偏瘫等。大量文献记载提示，中医外治法在治疗脑梗死过程中，疗效突出，简单易行，副作用少，操作方便，容易被患者接受，特别是急性期针灸、按摩尤为有效，恢复期中药熏洗、推拿效果突出，值得推广应用。

第二节　脑出血

脑出血是指非外伤性脑实质内出血。据近年流行病学调查，脑出血占全部脑卒中的10%~20%。脑出血是临床常见的急危重症之一，特别是急性期，病死率、致残率更高。本病多是由于高血压、动脉硬化伴有脑内小动脉病变而形成微动脉瘤，在血压骤然升高时，微动脉瘤破裂出血所致。临床表现为头痛、呕吐等颅内压增高的症状，以及偏瘫、语言不清、意识障碍等神经系统病理特征。按病理改变可分为脑出血、蛛网膜下腔出血两类。脑出血属中医"出血性中风""中风""偏枯"等范畴。病因有内因、外因之分：脏腑功能失调，气血亏虚，形成风、火、痰、瘀等病理产物，是本病发病的内因；五志过极、饮食不节、劳伤过度、气候骤变等是本病发病的外因。内、外因相结合，致气血逆乱，血液不循常道，溢于脑内而发病。本病预后较差，死亡率较高，可遗留后遗症。

1. 临床诊断

参考中华医学会神经病学分会脑血管病学组制定的《中国急性脑出血诊治指南（2018）》。

（1）急性起病。

（2）局灶神经功能缺损症状（少数为全面神经功能缺损），常伴有头痛、呕吐、血压升高及不同程度意识障碍。

（3）头颅CT或MRI检查呈出血病灶。

（4）排除非血管性脑部病因。

2. 中医分型

（1）痰热内闭证：神昏，半身不遂，鼻鼾痰鸣，项强身热，气粗口臭，躁扰不宁，甚则手足厥冷，频繁抽搐，偶见呕血，舌质红绛，苔黄腻，脉弦滑数。

（2）元气败脱证：神昏，肢体瘫软，目合口开，呼吸微弱，手撒肢冷，汗多，重则周身湿冷，二便失禁，舌痿不伸，舌质紫暗，苔白腻，脉沉缓或沉微。

（3）肝阳暴亢，风火上扰证：半身不遂，口舌歪斜，言语謇涩或不语，偏身麻木，头晕头痛，面红目赤，口苦咽干，心烦易怒，尿赤便干，舌质红或红绛，苔薄黄，脉弦。

（4）痰热腑实，风痰上扰证：半身不遂，口舌歪斜，言语謇涩或不语，偏身麻木，腹胀，便干便秘，头晕目眩，咯痰或痰多，舌质暗红或暗淡，苔黄或黄腻，脉弦滑或偏瘫侧脉弦滑而大。

（5）气虚血瘀证：半身不遂，口舌歪斜，言语謇涩或不语，偏身麻木，气短乏力，口角流涎，自汗出，心悸便溏，手足肿胀，舌质暗淡，或舌边有齿痕，苔薄白或白腻，脉沉细或细缓。

（6）阴虚风动证：半身不遂，口舌歪斜，言语謇涩或不语，偏身麻木，烦躁失眠，头晕耳鸣，手足心热，咽干口燥，舌质红绛或红，少苔或无苔，脉弦细或弦细数。

一、药物外治法

（一）中药熏洗法

处方 021

桑枝 12g，牛膝 12g，两面针 12g，红花 12g，伸筋草 12g，透骨草 12g。

【用法】水煎 3000ml，熏洗患处，1 剂 1 次，每次 30 分钟，每日 1 次或隔日 1 次。

【适应证】出血性中风急性期。

【注意事项】水温宜在 37~40℃之间，温度不宜过高，避免烫伤皮肤。

【出处】《实用中医内科杂志》2015，（5）：162-164.

处方 022

红花 12g，透骨草 12g，伸筋草 12g，炙川乌 12g，苏木 12g，桂枝 12g，乳香 12g。

【用法】每日 1 剂，取水 3000ml，文火煎，熏洗患肢 30 分钟，每日 1 次，10 天为 1 个疗程。

【适应证】出血性中风恢复期伴肢体偏瘫。

【注意事项】水温不宜过高，避免烫伤皮肤。

【出处】《现代中西医结合杂志》2008，（9）：1351-1352.

处方 023

黄芪，当归，天冬，白术，制川乌，制草乌，桑枝，桂枝，川芎，红花，鸡血藤，牛膝，木香。

【用法】以上药物适量打粉。中药置于药袋中，浸泡在盛有约 3000ml、温度为 100℃的木桶中 10 分钟左右，桶内置一木凳，木凳略高出药液平面，待水温度降至 50~60℃时，将患肢置于桶内小木凳上，用布单将桶口及患肢处盖严，进行热气熏蒸 10 分钟，待水温降至约 40℃时将患肢放入热水中进行泡洗，每天 1 次，每次 30 分钟，10 天为 1 个疗程。

【适应证】出血性中风恢复期伴有患肢僵冷、麻木、肿胀等感觉障碍。

【注意事项】熏洗完毕后用干毛巾擦干患肢皮肤，避风邪，注意保暖，平卧静养，注意监测血压。避免烫伤。

【出处】《世界最新医学信息文摘》2018，（63）：178.

处方 024

桑枝 50g，豨莶草 50g，海桐皮 15g，三棱 15g，莪术 15g，片姜黄 15g，透骨草 15g，附子 10g，苏木 20g，伸筋草 20g，红花 20g。

【用法】水煎后熏洗患肢，温度在 35~40℃左右，每日 1~2 次，1 个疗程 10 天。

【适应证】出血性中风恢复期伴肢体肿胀。

【注意事项】避免烫伤。

【出处】《实用中医内科杂志》2007，（2）：83.

（二）穴位注射法

处方 025

复方丹参注射液 4ml。

【用法】取肩髃、曲池、手三里、环跳、足三里、阳陵泉、丰隆穴，均取患侧。交替选用上述 4 穴，用带 6 号针头的 5ml 注射器或者一次性注射器抽取复方丹参注射液 4ml，准确取穴定位后，常规消毒局部皮肤，快速刺入穴位，提插得气后，回抽无血液，即将药物注入，每次 1ml。

【适应证】出血性中风恢复期及后遗症期。

【注意事项】对药物成分过敏者禁用；注射部位不宜过多，以免晕针。

【出处】《浙江中医药大学学报》2006，（3）：286-287.

处方 026

甲钴胺注射液。

【用法】取偏瘫侧肢体曲池及足三里穴。患者仰卧于病床，操作定位取曲池穴位注射时屈肘成直角，取足三里穴位注射时屈膝。用 2 支注射器，分别抽取甲钴胺注射液 0.25mg，常规消毒取穴部位皮肤后，左手拇指及中指绷紧局部皮肤，针尖对准穴位，迅速刺入皮下，上下提插捻转得气后，回抽无血缓慢注入药物，每日 1 次。

【适应证】出血性中风伴肢体偏瘫。

【注意事项】避免将药物注入关节腔、血管内；注射前注意仔细评估患者注射处局部皮肤有无感染、瘢痕、破溃及水肿，如有禁止使用；对甲钴胺成分过敏者禁用。

【出处】《当代护士》2017，（11）：89-91.

处方 027

注射用鼠神经生长因子。

【用法】取曲池、合谷、足三里、阳陵泉。分为两组穴位组合：一组为曲池、合谷，另一组为足三里、阳陵泉。用碘伏对皮肤行常规消毒后，行无菌操作进针，进针过程中不捻转，上下提插，待患者有麻木、酸胀感后缓慢推注，各穴位均推注药液 1ml，随后拔出针头，将注射部位用无菌棉签按压至不出血为止，以上二组穴位隔日 1 次交替注射。疗程为 3 个月。

【适应证】出血性中风后遗症期，伴不同程度的口眼歪斜、语言不利及肢体不遂等。

【注意事项】避免将药物注入关节腔、血管内；注射前注意仔细评估患者注射处局部皮肤有无感染、瘢痕、破溃及水肿，如有禁止使用；对鼠神经生长因子过敏者禁用。

【出处】《中国处方药》2017,（1）：53-54.

（三）穴位贴敷法

处方 028

痿证方：川芎 200g，白术 500g，茯苓 500g，怀山药 300g，川牛膝 300g，麦冬 300g，锁阳 300g，龟甲 300g，黄芪 200g，太子参 200g，肉桂 60g，干姜 60g。

【用法】诸药研末，用麻油调制成膏。选取患侧穴位，上肢选肩髃、臂臑、曲池、手三里、外关、合谷，下肢选环跳、梁丘、足三里、丰隆、三阴交、太冲。隔日 1 次，每次贴敷 4~6 小时，连续贴敷 12 周。

【适应证】出血性中风恢复期伴肢体偏瘫。

【注意事项】在贴敷过程中对药物应妥善固定，避免移位或脱落；注意观察患者局部皮肤情况，如是否有过敏等不良反应的发生，若出现皮肤过敏或水疱，应及时中止治疗。

【出处】《中西医结合心脑血管病杂志》2019,（13）：2044-2047.

处方 029

蓖麻仁、吴茱萸、附子适量。

【用法】上药捣碎，研成细末，鲜生姜捣烂为泥，加冰片末、麻油、蜂蜜调成糊状。每晚睡前贴敷双足底涌泉穴固定，次日清晨取下，温水清洗，3 周为 1 个疗程。

【适应证】出血性中风恢复期及后遗症期伴肢体偏瘫。

【注意事项】在贴敷过程中对药物应妥善固定，避免移位或脱落；注意观察患者局部皮肤情况，如是否有过敏等不良反应的发生，若出现皮肤过敏或水疱，应及时中止治疗。

【出处】《湖北中医杂志》2008,（11）：48-49.

（四）灌肠法

处方 030

大承气汤：大黄 30g，芒硝（冲）10g，厚朴 15g，枳实 10g。

【用法】水煎沸 15 分钟取汁 150ml，待药物温度降至 37~38℃，嘱患者取左侧或右侧卧位，通过输液器下接导尿管灌入（插入深度 20~30cm），抬高臀部保留 30~60 分钟，每日 1 次，每次 150ml。

【适应证】出血性中风急性期之痰热腑实证。

【注意事项】绝对卧床，保持呼吸道通畅；注意温度，使药液保持在 37~38℃，避免过高或过低。

【出处】《广西中医学院学报》2000，（1）：27.

处方 031

大黄三七汤：大黄粉 30g，三七粉 3g。

【用法】上药加开水 150ml 混匀，待温后保留灌肠，每日 1 次，休息 2~3 天，疗程为 4 周。

【适应证】出血性中风急性期伴脑水肿明显、颅内压明显增高。

【注意事项】注意温度，使药液保持在 37~38℃，避免过高或过低。

【出处】《中原医刊》2000，（7）：4-5.

处方 032

凉血逐瘀汤：生大黄（后下）15g，水牛角（先煎）30g，生地黄 15g，桃仁 10g。

【用法】浓煎取汁 50ml 后加入冰片 0.25g，直肠保留灌肠。每日 1 次，治疗 21 天。

【适应证】出血性中风急性期伴意识障碍及肢体偏瘫。

【注意事项】注意温度，避免烫伤。

【出处】《中国乡村医药》2004，（7）：38-39.

处方 033

黄蛭汤：生大黄（后下）30g，水蛭 15g，丹参 30g。

【用法】加水浓煎取汁 150ml，放入盐水瓶内，待温度在 37~38℃，嘱患者取右侧卧或左侧卧位，通过输液器下连接导尿管，插入肛门 15cm 左右，每分钟 60~80 滴，每天 1 次，7 天为 1 个疗程。

【适应证】出血性中风急性期伴意识障碍及吞咽功能障碍。

【注意事项】便秘患者可先用0.3%的肥皂水灌肠；注意温度，使药液保持在37~38℃，避免过高或过低。

【出处】《中国基层医药》2004，（6）：63-64.

（五）药枕法

处方034

丹参、川芎、桃仁、红花、三棱、莪术、白芥子、菊花、葛根、防风、三七各适量。

【用法】上药共研细末，加黄酒适量，装于布袋中，枕于脑出血侧，7天更换1次，共21天。

【适应证】出血性中风脑水肿、颅内压增高。

【出处】郭妮，陈立山，王修喜，等.《中华中医药学会血栓病分会成立大会暨首届血栓病学术研讨会论文集》2007.

二、非药物外治法

（一）针刺疗法

处方035

水沟，内关，三阴交，极泉，尺泽，委中。

【操作】水沟用雀啄法，以眼球湿润为佳；内关用平补平泻法；刺三阴交时与皮肤成45°角，用提插补法；刺极泉时，在原穴位置下2寸心经上取穴，避开腋动脉，直刺进针，用提插泻法以患者上肢有麻胀和抽动感为度；尺泽、委中直刺，用提插泻法。

【适应证】出血性中风中经络。

【注意事项】过于疲劳、精神高度紧张、饥饿者不宜针刺；年老体弱者针刺应尽量采取卧位，手法宜轻；有出血性疾病的患者，或常有自发性出血，损伤后不易止血者，不宜针刺；皮肤感染、溃疡、瘢痕和肿瘤部位不予针刺。

【出处】王华，杜元灏.《针灸学（第9版）》中国中医药出版社.

🥣 处方 036

水沟，百会，内关。闭证配合谷、太冲、十二井穴；脱证配关元、气海、神阙等。

【操作】内关用泻法，水沟用强刺激，以眼球湿润为度；十二井穴用三棱针点刺出血；关元、气海用大艾炷灸，神阙用隔盐灸，不计壮数，以汗止、脉起、肢温为度；余穴均用平补平泻之法。

【适应证】出血性中风中脏腑。

【注意事项】过于疲劳、精神高度紧张、饥饿者不宜针刺；年老体弱者针刺应尽量采取卧位，手法宜轻；有出血性疾病的患者，或常有自发性出血，损伤后不易止血者，不宜针刺；皮肤感染、溃疡、瘢痕和肿瘤部位不予针刺。

【出处】王华，杜元灏.《针灸学（第 9 版）》中国中医药出版社.

（二）灸法

🥣 处方 037

天窗（健侧），百会。

【操作】患者取平卧位，充分暴露头颈部，于百会穴处剪去头发。点燃艾条，先灸健侧的天窗穴，艾火距离皮肤 3~4cm，以患者感觉温热、舒适为度，后灸百会穴，方法同天窗穴。每穴灸 15 分钟，每天灸 1~2 次，30 天为 1 个疗程，疗程间休息 3~5 天，进行下 1 个疗程。

【适应证】出血性中风伴肢体偏瘫。

【注意事项】防止艾火烧伤皮肤。

【出处】《山东中医杂志》1987，（6）：12-13.

（三）刺络拔罐法

🥣 处方 038

头部：风池，风府，百会，前顶，囟会，太阳，头维，阿是穴。胸部：膺窗，璇玑，紫宫，膻中。背部：大椎，膏肓，命门，天宗，阿是穴。其他：曲泽，委中，十宣，十二井穴。

【操作】刺络拔罐放血部位皮肤常规消毒，以检验科采血针散刺，然后用抽气式拔罐器拔罐，待出血停止时起罐。头部每天选 3~5 个穴刺络拔罐放血，可配合头针同时进行 1 次。胸背部 3 天刺络拔罐放血 1 次。曲泽、委中、十宣、十二井穴，每周刺络拔罐放血 1 次。

【适应证】出血性中风恢复期及后遗症期伴肢体偏瘫。

【注意事项】治疗期间嘱患者注意活动锻炼；严格消毒，防止感染。

【出处】《中医药学刊》2005，（1）：124.

（四）耳尖放血法

处方 039

耳尖穴。

【操作】使用手指按摩患者耳廓，在其充血后常规消毒耳尖穴，术者一只手顶端固定患者耳廓，另一只手准确、快速地将已经消毒好的三棱针刺入，刺入深度在 2mm 左右，之后在针孔位置使用两手拇指和食指进行轻轻按压，依据患者的实际病情状况和体质状况放 5~10 滴血液，放血结束后消毒针孔位置。

【适应证】出血性中风急性期及恢复期。

【注意事项】患有血友病、血小板减少症及其他有出血倾向疾病的患者禁用；血管瘤患者不宜用放血疗法；过饱、过饥、醉酒、大汗、过度劳累禁放血；贫血、低血压、孕期及产后应慎用放血疗法；针刺应谨慎，不宜进针过深、创口过大、损伤其他组织；要严格消毒，防止感染；放血量不宜过多，继续出血时可用消毒棉球按压片刻。

【出处】《中西医结合心血管病电子杂志》2019，（34）：81-85.

（五）电针法

处方 040

双上肢：肩髃，曲池，手三里，外关，合谷。双下肢：环跳，风市，足三里，阳陵泉，悬钟，三阴交，太冲。

【操作】患者取仰卧位，穴位局部常规消毒，选用直径为 0.30mm、长 25~40mm 的毫针，进针 10~40mm 后，连接电针仪，用持续波（每分钟

100~200 次），30 分钟后出针。每日 2 次，健侧、患侧交替，治疗 6 天为 1 个疗程，休息 1 天，共治疗 4 个疗程。

【适应证】出血性中风急性期伴肢体偏瘫。

【注意事项】电流刺激不宜过大，防止晕针；禁止电流回路通过心脏；心脏附近、安装心脏起搏器者、颈动脉窦附近禁用电针；严格消毒，防止感染。

【出处】《中国康复医学杂志》2008，（6）：554-555.

（六）穴位埋线法

处方 041

肩髃，手三里，阳池，伏兔，足三里，解溪。

【操作】将黄芪注射液 10ml、当归注射液 10ml、复方丹参注射液 10ml、红茴香注射液 10ml、山莨菪碱 50mg 配制为混合液，将 0-1 号医用羊肠线浸入药液 30 天后备用。穴区皮肤常规消毒，在穴位两侧 1~2cm 处做局麻皮丘，用三角针穿药线（双折）从局麻皮丘刺入，穿过穴位下方肌层，从对侧局麻皮丘处穿出，然后紧贴皮肤剪断两端线头，放松皮肤，轻揉局部，使羊肠线完全埋入皮下组织内，创可贴盖贴针孔，10 天 1 次。

【适应证】出血性中风伴偏身运动及感觉障碍。

【注意事项】注意无菌操作，严格消毒，防止感染；埋线宜埋在皮下组织与肌肉之间；定期随访，注意有无术后反应。

【出处】《中国针灸》2004，（2）：46.

（七）头针

处方 042

百会透曲鬓。

【操作】取针具（0.3mm×50mm，2 寸针）自百会穴至曲鬓穴区，分段沿皮刺入 4 针，斜刺入皮下约 1 寸，快速进、出针，快速小幅度捻转，每分钟 200 转（小幅度，高频率，捻转之补法）。捻针 3 分钟，间隔 10 分钟，重复 3 次，30 分钟后出针，每天 1 次，30 天为 1 个疗程。

【适应证】出血性中风急性期中经络。

【注意事项】头部颅骨有缺损、开放性颅脑损伤、头部严重感染、溃疡等禁用头针；严格消毒，防止感染；起针时反复检查，避免遗针；出血时可用无菌干棉球按压针孔 1~2 分钟。

【出处】《中国中西医结合杂志》1999，（4）：12-14.

处方 043

病灶侧运动区。

【操作】以 28 号 1.5 寸针从上而下分别针 3 针，沿皮刺入皮下 1.2 寸，快速捻转，每分钟 200 转，捻转 5 分钟，留针 15 分钟，重复 3 次，共针 1 小时，每天 1 次，疗程为 30 天。

【适应证】出血性中风急性期伴偏瘫，肢体肌力障碍。

【注意事项】严格消毒，防止感染；起针时反复检查，避免遗针；出血时可用无菌干棉球按压针孔 1~2 分钟。

【出处】《甘肃中医》1994，（4）：41-42.

处方 044

患侧百会透太阳。

【操作】自百会至太阳穴区，分段沿皮刺入 4 针，采用快速进出针、快速小幅度捻转间断针刺方法。每天针刺 1 次，28 天为 1 个疗程。

【适应证】出血性中风急性期经西医常规处理后意识清楚、生命体征稳定者。

【注意事项】严格消毒，防止感染；起针时反复检查，避免遗针；出血时可用无菌干棉球按压针孔 1~2 分钟。

【出处】《针灸临床杂志》2005，（3）：12-13.

（八）推拿按摩法

处方 045

印堂、百会、太阳、头维、迎香、地仓、哑门、风池、缺盆、肩井、天宗、内关、列缺、心俞、肝俞、脾俞、胃俞、大肠俞、三焦俞、肾俞、八髎、委中、承山、足三里、阳陵泉、昆仑、太溪、涌泉、风市、中渎等穴。

【操作】①患者仰卧，术者用撣指在印堂、百会、太阳、头维、迎香、地仓施术，运用搓擦和轻柔的拿揉法，约 5 分钟，用食指、中指在太阳、头维、风池施术 3~5 次，捏碾耳垂，施双掌分推胸腹部和掌根揉按法约 3~5 分钟。②在大腿前侧施术，采用掌滚法，重点以患侧为主，用 5 指拿法或肘拨法配合屈髋运动。③患者俯卧，用指拨法在颈肌两侧弹拨韧带和枕骨下缘，风池、哑门、肩井等穴反复施术约 5 分钟，用指拨法或肘拨法进行施术，诸穴以酸胀为度，以患侧为主。④医者施肘拨法于膀胱经线施术 10 分钟，于腰骶部以下穴位处反复施术。⑤用双手拇指或肘尖在足太阳膀胱经两侧点穴，施术到下肢小腿昆仑、太溪等穴，然后掌揉背腰肌，空掌叩击结束。

【适应证】出血性中风后遗症期伴口眼歪斜、肢体偏瘫、感觉障碍等。

【注意事项】要随时测量血压，检查脉象、心率；注意手法及患者耐受程度；患者要保持心情舒畅，多听轻音乐，不宜饮酒，多吃新鲜蔬菜、水果，多运动。

【出处】《中国民族民间医药》2009，（8）：111.

（九）耳针

处方 046

耳穴：皮质下，肝，脾，肾，心，肢体相应区，口，咽喉。

【操作】局部用碘伏消毒，然后用消毒酒精棉球脱碘，选用无菌针灸针，每次选用 3~4 穴点刺，在患者疼痛反应较剧烈的耳穴处留针。

【适应证】出血性中风伴意识障碍。

【注意事项】注意无菌操作；如需留针，时间不宜过长。

【出处】《现代医药卫生》2008，（24）：3663-3664.

综合评按：脑出血是一种危害极大的疾病，其死亡率、致残率、复发率均很高。中医在认识、治疗本病方面积累了丰富经验，药物治疗联合中医外治对本病的治疗效果好，不良反应少，体现了中医的特色及优势。随着临床深入研究，中医对本病的研究已经从"一方一药"发展到综合治疗方案的研究，大量临床研究证实，单一治疗方法是有限的，若能将中药、针灸、康复等多种疗法有机结合起来，可以明显提高疗效。随着现代医学技术的发展，传统中医与现代科学技术相结合，为中医药物及非药物治疗本病增添了新的方法和手段，越来越广泛应用于临床，值得大力推广。但在本病的治疗中，尚存在一些问题，如目前对中医药综合治疗脑出血尚缺乏科学的评价体系等，在以后的临床中需进一步探讨。

第三节　眩晕

眩晕是目眩与头晕的总称。目眩即眼花或眼前发黑，视物模糊；头晕即感觉自身或外界景物旋转，站立或行走不稳。二者常同时并见，故统称为眩晕。其轻者仅有眼花，头重脚轻，或摇晃浮沉感，不能睁眼，闭目即止；重则如坐舟船，视物旋转，不能站立或行走，甚则扑倒或有恶心、呕吐、汗出、面色苍白等症状。眩晕是临床常见病症，多见于老年人，也可发于青年人，本病可反复发作，妨碍正常的工作和生活，严重者可发展为中风或厥证、脱证，甚至危及生命。关于眩晕的成因，自先秦时代即有论述，如《素问·至真要大论篇》云："诸风掉眩，皆属于肝。"《灵枢·口问》篇曰："上气不足，脑为之不满，耳为之苦鸣，头为之苦倾，目为之眩。"《灵枢·海论》篇曰："髓海不足，则脑转耳鸣，胫酸眩冒，目无所见，懈怠安卧。"金元医家刘元素在《素问玄机原病式·五运主病》则指出："风火皆属阳，多为兼化，阳主乎动，两动相搏，则为之旋转。"朱丹溪在《丹溪心法·头眩》中指出："无痰则不作眩。"明代张景岳在《景岳全书·眩晕》则言："眩晕一证，虚者居其八九，而兼火、兼痰者不过十中一二耳。"综而述之，眩晕的发生，可概括为"风""火""痰""虚"四个方面。

眩晕可见于西医的多种疾病，如梅尼埃病、耳石症、突发性耳聋、前庭神经元炎、前庭阵发症等前庭外周性疾病，以及前庭性偏头痛、脑梗死、肿瘤等前庭中枢性疾病及感染性疾病、变态反应性疾病、癫痫。其他原因的眩晕，如高血压、低血压、阵发性心动过速、房室传导阻滞、贫血、中毒性眩晕、眼源性眩晕、头部外伤后眩晕、神经官能症，以眩晕为主要表现者，亦属本病范畴。

1. 临床诊断

（1）头晕目眩，视物旋转，轻则闭目即止，重者如坐舟船，甚则扑倒。

（2）可伴恶心呕吐、眼球震颤、耳鸣耳聋、汗出、面色苍白等。

（3）起病较急，常反复发作，或渐进加重。

2. 中医分型

（1）风痰上扰证：眩晕，有旋转感或摇晃感、漂浮感，头重如裹，伴有恶心呕吐或恶心欲呕、呕吐痰涎，食少便溏，舌苔白或白腻，脉弦滑。

（2）阴虚阳亢证：头晕目涩，心烦失眠，多梦，面赤，耳鸣，盗汗，手足心热，口干，舌红少苔，脉细数或弦细。

（3）肝火上炎证：头晕且痛，其势较剧，目赤口苦，胸胁胀痛，烦躁易怒，寐少多梦，小便黄，大便干结，舌红苔黄，脉弦数。

（4）痰瘀阻窍证：眩晕而头重昏蒙，伴胸闷恶心，肢体麻木或刺痛，唇甲紫绀，肌肤甲错，或皮肤如蚁行状，或头痛，舌质暗有瘀斑，苔薄白，脉滑或涩。

（5）气血亏虚证：头晕目眩，动则加剧，遇劳则发，面色㿠白，爪甲不荣，神疲乏力，心悸少寐，纳差食少，便溏，舌淡苔薄白，脉细弱。

（6）肾精不足证：眩晕久发不已，听力减退，耳鸣，少寐健忘，神倦乏力，腰酸膝软，舌红，苔薄，脉弦细。

一、药物外治法

（一）中药奄包热敷法

处方 047

木香 7g，檀香 15g，延胡索 5g，花椒 6g，肉桂 4g，白芍 8g，干姜 4g。

【用法】取布袋 30cm×25cm 置入中药，使用微波炉进行高火加热约 2 分钟，保持仰卧体位，调整药包为可耐受温度，在颈部热敷，取风池穴、肩颈穴、阿是穴、足太阳膀胱经穴，1~2 次 / 日，20~30 分钟 / 次，持续治疗 5 天。

【适应证】各型眩晕。

【注意事项】操作过程中注意询问患者，防止烫伤。

【出处】《中国实用医药》2019，14（29）：181-182.

（二）中药封包法

处方 048

葛根 15g，当归 15g，羌活 15g，狗脊 20g，茯苓 20g，桂枝 10g，白术 12g，白芍 15g，黄芪 30g，全蝎 3g。

【用法】将上药混合碾细成末，用密封袋封口包装，放于阴凉干燥之处备用。操作前先用温水洗净封包部位的皮肤，取适量药末加入适量冰片，用开水或酒精拌湿，用纱布包裹成 1cm 厚的药包，敷于大椎穴上，再盖上保鲜膜，用 7cm×9cm 医用自粘敷料固定，每日更换 1 次，10 天为 1 个疗程，连续治疗 2~3 个疗程。

【适应证】痰瘀阻窍型颈源性眩晕。

【注意事项】皮肤过敏者禁用。

【出处】《内蒙古中医药》2013，147（5）：11-12.

处方 049

胡芦巴、吴茱萸、补骨脂、花椒、白芥子各 50g。

【用法】把上药放于小布袋内充分摇匀后放入微波炉，在 70~80℃的高温下持续加热 2~3 分钟，患者治疗时需取俯卧位或坐位，由护士把药袋放置于患者的后颈部，并使用均匀的力度进行来回推烫。中药封包过热时需用较轻的力度，速度可稍快，随着中药袋的温度降低可以增大推烫的力度，并减缓推烫的速度。1 次 / 日，1 次 30 分钟，连续使用 7~10 天。

【适应证】阵发性位置性眩晕，症见发作性视物旋转、恶心欲吐等。

【注意事项】要注意观察中药封包的温度及患者皮肤的情况，并注意询问患者的感觉，防止烫伤。

【出处】《深圳中西医结合杂志》2016，26（8）：52-53.

（三）穴位注射法

处方 050

腺苷钴胺 1.5mg，丹参注射液 2ml，天麻素注射液 1ml。

【用法】将注射用腺苷钴胺 1.5mg、0.9% 氯化钠注射液 2ml 溶解后配制 2ml 注射液。患者取自然坐位，常规消毒后每侧选颈 5 或颈 6 夹脊穴，抽取丹参注射液 2ml，垂直刺入，深度为 2cm；肩井穴注射腺苷钴胺注射液 2ml，斜角 45° 进针，深度为 2cm；风池穴注射天麻素注射 2ml，斜向鼻尖方向刺入，深度为 1.5cm，回抽无血，将药液推入。每穴 2ml，隔天 1 次，10 次为 1 个疗程，间隔 3 天继续下 1 个疗程，共治疗 2 个疗程。

【适应证】肝火上炎型颈性眩晕。

【注意事项】严格按照操作规范进行，防止误伤延髓及引起气胸。

【出处】《中国老年保健医学》2018，（6）：35-36.

（四）中药离子导入法

处方 051

水蛭 10g，桃仁 15g，红花 15g，乳香 10g，没药 10g，川芎 10g，地龙 20g，葛根 30g，桑枝 30g。

【用法】上药加水 2000ml，煎至 1000ml，浓缩至 500ml 备用，用 4cm×4cm 衬垫 2 块，浸湿药液。接 G2-ⅢA 型骨质增生药物电泳治疗仪。正负两极分别置于颈椎两侧，通以直流电，使局部产生刺麻感，以患者能耐受的最大量为治疗量，治疗 30 分钟，每日 1 次，14 天为 1 个疗程。

【适应证】痰瘀阻窍型椎 - 基底动脉缺血性眩晕。

【注意事项】防止烫伤；局部皮肤破损时禁用。

【出处】《中国自然医学杂志》2000，（4）：221-222.

（五）药枕法

处方 052

补骨脂 150g，桃仁 100g，红花 100g，草决明 100g，莱菔子 50g，柏子仁 50g，冰片 10g，乳香 20g，麦麸适量。

【用法】将上药适量装入枕芯内，睡时枕之。

【适应证】高血压性眩晕，症见头晕、头昏、头部胀痛、心烦、失眠等。

【注意事项】药枕使用时当以颈部舒适为度。

【出处】《中医药临床杂志》2016，28（11）：1576-1578.

（六）塞耳法

处方 053

麝香 0.03g，磁石 1g，石菖蒲 0.3g。

【用法】上药研磨成粉，以适量棉花包裹塞单耳，每日塞药 4 小时，10 天为 1 个疗程，治疗前 1 天患者予 Epley 复位法治疗。

【适应证】风痰上扰型良性阵发性位置性眩晕。

【注意事项】塞耳时药棉大小适度，用力勿过重，避免损伤内耳膜；小儿慎用。

【出处】《世界科学技术 – 中医药现代化》2015，（8）：1707-1710.

处方 054

川芎、细辛、冰片、75% 乙醇各适量。

【用法】使用时先用消毒的小棉球浸泡药液，然后轻轻塞进外耳道。

【适应证】痰瘀交阻型内耳眩晕症。

【注意事项】操作不可过深，防止损伤鼓膜；耳道皮肤有破损时禁用。

【出处】《湖南中医杂志》2006，（5）：51-52.

（七）洗足法

处方 055

夏枯草 30g，钩藤 20g，桑叶 15g，菊花 20g。

【用法】以上各药共煎水洗脚，每日 1~2 次，每次 10~15 分钟，10~15 日为 1 个疗程。

【适应证】肝阳上亢型眩晕症。

【注意事项】当注意水温，防止烫伤；足部皮肤破损时禁用。

【出处】《中国民间疗法》2020，（3）：39-41.

（八）敷脐法

处方 056

白芥子 30g，胆南星 15g，白矾 15g，川芎 10g，郁金 10g，姜汁适量。

【用法】将前 5 味药研末，用生姜汁调和如膏状，把药膏贴在患者的脐孔上，外以纱布覆盖，胶布固定，每日换药 1 次，15 天为 1 个疗程。通常 5~7 天可奏效，连用 1~2 个月可防止复发。

【适应证】痰浊内蕴型眩晕。

【注意事项】皮肤过敏者禁用。若出现皮疹、瘙痒、水疱等过敏现象时，及时停用，并予相应处理。

【出处】谭支绍.《中医药物贴脐疗法》广西科学技术出版社.

（九）穴位贴敷法

处方 057

眩晕糊：吴茱萸（胆汁拌制）100g，龙胆草 60g，土硫黄 20g，朱砂 15g，明矾 30g，小蓟根汁适量。

【用法】先将前 5 味药粉碎为末，过筛，加入小蓟根汁调和成糊，敷于神阙及双侧涌泉穴，每穴用 10~15g，上盖纱布，胶布固定，2 日换 1 次，1 个月为 1 个疗程，一般 7~10 天见效，2~3 个疗程可愈。

【适应证】痰浊内蕴型眩晕。

【注意事项】皮肤过敏者禁用。

【出处】王肖岩.《穴位贴药疗法》湖南科学技术出版社.

处方 058

天麻 20g，白附子 8g，磁石 20g，石菖蒲 18g，泽泻 20g，生姜 18g。

【用法】将上述中药研磨成细粉混匀，置于干燥通风处备用，治疗时使用蜂蜜将 5g 药粉调制成糊状后搓成丸状，放于贴膏上备用，将患者穴位处用 75% 乙醇进行消毒之后，将贴膏贴于风池穴、翳风穴。嘱患者早、中、晚各按压穴位 1 次，以 15 天为 1 个疗程，共治疗 1 个疗程。

【适应证】风痰上扰型眩晕。

【注意事项】①敷药摊制的厚薄要均匀，固定松紧适宜。②敷药应保持一定的湿度。③观察全身和局部情况，敷药后，若出现皮疹、瘙痒、水疱等过敏现象时，及时停用，并予相应处理。④皮肤过敏者禁用。

【出处】《亚太传统医药》2020，16（1）：118–120.

处方 059

冰片 20g，枳实 30g，菊花 30g，夏枯草 30g，牛膝 50g，白芍 50g，知母 50g，生地黄 60g，天麻 60g，田七粉 60g。

【用法】将以上诸药打磨成细粉末之后混匀，放于干燥处备用，将穴位皮肤消毒后取药粉 5g，并用蜂蜜进行调制，呈糊状之后将其搓成丸状，并放置于贴膏内，然后将贴膏贴于穴位处（选取大椎穴、内关穴、涌泉穴以及风池穴），每次贴敷的时间为 6~8 小时，24 小时更换 1 次，治疗 4 周为 1 个疗程。

【适应证】肝阳上亢型眩晕。

【注意事项】皮肤过敏者慎用；若局部发疱者，可消毒处理，防止感染。

【出处】《中西医结合心血管病电子杂志》2018，6（34）：166–167.

处方 060

伤湿止痛膏。

【用法】上车、船前用伤湿止痛膏封贴脐，直至达目的地再撤去。

【适应证】预防晕车、晕船。

【注意事项】贴敷后脐部瘙痒者及时揭除，并用温水清洗。

【出处】王红伟.《耳穴疗法》江苏科学技术出版社.

处方 061

黄芪、当归、川芎、肉桂、忍冬藤、红花、独活、桂枝、络石藤各适量。

【用法】将上述中草药共研超微粉，每贴取 4~6g，配 2~4ml 透皮液调和成糊，将调好的药均匀地涂抹在沙蒿子饼上，贴于患者的肩井和大椎穴。

30 天为 1 个疗程。

【适应证】各型眩晕。

【注意事项】皮肤过敏者慎用。

【出处】《人人健康》。

（十）艾灸联合中药氧化吸入法

处方 062

百会穴。石菖蒲、三七、冰片等各适量。

【用法】艾灸百会穴，采用艾条灸，取百会穴，30 分钟 / 次，1 次 / 日。中药氧化吸入，采用经验方中药复方煎剂（石菖蒲、三七、冰片等组成）浓缩液氧气雾化吸入。每次取中药浓缩液 60ml，分两次加入氧气湿化瓶，由中心供氧面罩雾化吸入，低流量给氧 2 小时 / 次，早晚各 1 次，1 周为 1 个疗程，连续 2 个疗程，共 14 天。

【适应证】痰瘀阻窍型后循环缺血性眩晕。

【注意事项】慢性呼吸系统疾病急性发作期患者慎用。

【出处】《中医临床研究》2016，（34）：79-81.

二、非药物外治法

（一）针刺疗法

处方 063

风池、风府及枕后腧穴、百会、完骨、天柱。

【操作】采用 0.2mm × 40mm 毫针。患者取坐位，眩晕较甚者取侧卧位。先取风府、双侧风池。风府穴针尖朝向下颌方向刺入 0.3 寸，不施手法，风池直刺 0.8~1 寸。从风池、风府分别沿足少阳胆经和督脉向上取腧穴至枕耳连线水平，腧穴上下间隔 1 寸，共取 9 穴，针刺时针尖向下斜刺 0.5 寸。此 9 穴和双侧风池穴共 11 穴，双手分别施以小幅度、高频率捻转补法 1 分钟，捻转幅度小于 90°，捻转频率为 120~160 转 / 分钟。百会：平刺 0.5 寸，施捻转补法 1 分钟。完骨、天柱：取双侧，直刺 1 寸，施捻转补法 1 分钟。患者针刺得气后留针 30 分钟，1 次 / 日，5 次 / 周，1 个疗程为 2 周，共进行

10 次治疗。

【适应证】各型眩晕。

【注意事项】针刺时当注意针具及操作局部消毒，防止感染；另外当避开重要血管、神经组织，以防误伤。

【出处】《辽宁中医杂志》2020，（1）：166-168.

处方 064

颈八针。

【操作】在颈八针位置，用 30 号 2 寸毫针，进行反复穿刺，至无痛为止，以患者出现胀痛、酸痛为宜，并引起受累肌肉跳动、抽搐，不留针，隔日 1 次。颈八针操作如下。1 点：选择上颈部胸锁乳突肌后，横进针，对颈后肌及头夹肌触发点行斜向后中、下穿刺，并对头后大直肌及斜肌行后上内刺。2 点：选择颈中下部胸锁乳突肌后肩胛舌骨肌下腹，横进针，对颈后肌下部、斜方肌颈角、颈夹肌、提肩胛肌、斜角肌触发点行斜向后中、下穿刺。3 点：选择锁骨上窝，斜方肌以手抓住，对手抓部分进行针刺，并向斜方肌触发点行中内外穿刺。4 点：选择胸锁乳突肌中内侧，以手抓提，向该肌触发点行中上下穿刺。双侧共 8 点，10 天为 1 个疗程。

【适应证】各型颈性眩晕。

【注意事项】针刺时当注意针具及操作局部消毒，防止感染；另外当避开重要血管、神经组织，以防误伤。

【出处】《中国民族民间医药》2019，28（24）：89-91.

（二）耳穴压豆疗法

处方 065

内耳，额，枕，脑点，神门，交感。肝阳上亢加心、肝、肾、三焦；气血亏虚加脾、骨、肾；肾精不足加肾、子宫或睾丸、内分泌；痰浊内蕴加肺、脾、肾、皮质下；瘀血阻络选加脑干、肾、内分泌、皮质下。

【操作】将王不留行籽贴压于穴位上，每穴 1 粒，隔日换药 1 次，3 次为 1 个疗程。

【适应证】各型眩晕。

【注意事项】部分患者治疗初始会觉疼痛较重，随着治疗时长，疼痛会逐渐消失，嘱其勿紧张。

【出处】《江西中医药杂志》1988，（1）：43.

处方 066

交感、耳背、肝、眩晕点、枕、内耳等耳穴。

【操作】每次采用王不留行籽贴于一侧，2 天更换 1 次，换到另外一侧耳穴，连续治疗 3 次为 1 个疗程，共治疗 4 个疗程。早上、中午以及临睡前嘱患者连续垂直按压 3 分钟，每 30 秒可以放松休息，直到患者感觉到耳廓出现酸、麻、胀、痛即可以停止。配合按摩足三里穴，患者仰卧，按摩者手握成拳状，着力点集中在食指第一指节背面，或者手部呈自然分开状态，着力点集中在拇指腹，在足三里穴上进行按揉，每次 3~5 分钟，或者在穴位上左右画圈各 30 次，每天 2 次，清早、晚上各 1 次。

【适应证】痰浊湿中阻型眩晕。

【注意事项】部分患者治疗初始会觉疼痛较重，随着治疗时长，疼痛会逐渐消失，嘱其勿紧张。

【出处】《中国卫生标准管理》2020，（1）：113-115.

处方 067

颈椎、肾上腺、皮质下、脾、肾、肝、神门等耳穴。

【操作】清洁耳穴处，用毫针柄确定压痛点，标记好穴位，在胶带上粘贴王不留行籽，再贴敷于穴位处，两耳交叉进行，每日 1 次，用手指轻压籽粒 1~2 分钟，每日按压 3~5 次刺激穴位。治疗 1 个月。

【适应证】各型眩晕。

【注意事项】部分患者治疗初始会觉疼痛较重，随着治疗时长，疼痛会逐渐消失，嘱其勿紧张。

【出处】《中国民间疗法》2020，28（3）：39-41.

处方 068

当归、人参、川芎各 200g。

【操作】当归、人参、川芎用 75% 乙醇适量浸泡月余后，去渣取汁，再浸泡王不留行籽，以药浸透为度。患者端坐或者平卧，耳廓常规消毒后嘱患者休息片刻，再进行耳廓视诊，选取阳性反应点或敏感点，将1粒王不留行籽贴压于耳穴上，每次揉压1~3分钟，每天揉压6~7次，睡前20分钟再次揉压。每周换贴2~3次。10次为1个疗程，两耳交替使用。

【适应证】气虚血瘀型眩晕。

【注意事项】操作前当询问患者有无过酒精过敏，如有则禁用；敏感皮肤者慎用。

【出处】《中医药临床杂志》2014，26（10）：1012-1013.

（三）灸法

🥣处方 069

百会穴。

【操作】先剪去百会穴处头发约1cm²，抹少许凡士林，以搓制花生米大的艾炷灸之，使其缓缓燃烧，感觉灼热痛时压灭，即为1壮。灸50~70壮，一般治疗1次即可。

【适应证】各型眩晕。

【注意事项】防止局部烫伤。

【出处】《新疆中医杂志》1985，（4）：30-33.

（四）中频治疗联合耳穴压豆疗法

🥣处方 070

大椎穴，肩颈穴。耳穴：神门、枕、交感、皮质下为主穴，肝、脾、肾为配穴。

【操作】中医定向透药：选用大椎穴和肩颈穴，根据患者耐受程度，强度选择11~17，透热38~42℃，时间设定为每次25分钟，结束后自动报警，每天1次，7天为1个疗程。耳穴压豆：患者取坐位或卧位，先用75%乙醇棉球消毒耳廓皮肤，待干，用镊子夹起王不留行籽耳穴贴，置于所选的穴位，并将其粘牢压紧。留籽期间使用拇指、食指指腹分置耳廓内外侧，先做左右圆形移动，找到敏感点后，采用一压一放式按压法，反复对压，按压的强度根据患者自我感觉而定，不可太过用力，甚至耳廓发热潮红，每穴每次按压 2~3 分钟，每天自行按压 3~5 次，7~10 天为 1 个疗程，每 2 天交替 1 次，两耳交替贴压。

【适应证】各型眩晕。

【注意事项】①用 75% 乙醇消毒全耳廓，以免感染，若发生感染应及时给予相应处理。②耳廓应注意防水，以免耳穴贴脱落。③掌握耳穴压籽的适应证，对于外耳皮肤感染，皮肤过敏，耳廓有炎症、溃疡、皮损，过饥，过累，身体极度虚弱，精神极度紧张者不能采用耳穴疗法。④每次按压时间不可过久，以患者能耐受为原则，有特定疾病如心脏病、气喘、肝功能异常，不可强刺激。⑤当过度疼痛，影响睡眠时应取下穴位贴。

【出处】《甘肃科技纵横》2019，48（12）：94-96.

（五）推拿按摩法

处方 071

风池，风府。

【操作】（1）患者取坐位，放松颈背部肌肉。医者可以用揉法施于患者颈肩背部，力量由小至大，以透热为度，大约 3 分钟。然后重力点按双侧风池、风府，每穴半分钟，待患者肌肉明显放松后进行第二步的操作。

（2）患者坐于低凳上，颈微屈。医者站于一侧，用一手拇指顶按第 2 颈椎棘突，另一手以肘部托起患者下颏，手掌绕过对侧耳后扶住枕骨部，然后逐渐用力，将颈椎向上拔伸。在拔伸的基础上使颈椎旋转到有阻力的位置，随即做一有控制的稍微增大幅度的扳动，顶椎棘突的拇指同时协调用力。此时常可听到"喀"的一声或有拇指下棘突的跳动感。

（3）患者取俯卧位，身体放松。重力量弹拨从风池到风府的椎枕区肌肉，力量因患者的接受力而定，时间为 1~2 分钟。从风池到风府沉而有力地弹拨，直到手下肌肉松软。然后将双手拇指重叠在一起，按压于一侧风池处，向中线风府方向用力推按，持续 30 秒。一侧完毕后，同等方法适用于对侧。

（4）施用擦法于颈项部，以透热为度。到此手法结束，让患者俯卧 2 分钟左右，注意保护患者的皮肤。

【适应证】风痰上扰型颈源性眩晕。

【**注意事项**】操作前注意消毒，手法力度以患者能耐受为宜。

【**出处**】《中国医药指南》2014，34（12）：273.

综合评按：眩晕多采用内治法。从近年来的临床有关资料看，中医外治法治疗眩晕，在祛除病邪、消除临床症状、缩短奏效时间、巩固疗效等方面有其特点。如耳穴压豆疗法、穴位注射、药物离子穴位导入法均在用药后30分钟至当日起效，总有效率为93.6%～100%，而药枕、敷脐、贴敷、薄贴、洗足法有便、廉、效、验的特点。然而，眩晕涉及西医多学科疾病，包括急性中枢神经系统病如小脑、脑干部位的梗死或出血、迷路卒中等，此类情况多病情危笃，应及时进行相关西医学检查并配合西医治疗，以最大程度保护患者，提高治愈率。

第四节　焦虑症

　　焦虑症又称为焦虑性神经症，是神经症这一大类疾病中最常见的一种，以焦虑、紧张、恐惧的情绪障碍，伴有自主神经系统症状和运动不安等为特征，并非由于实际的威胁所致，其紧张、惊恐的程度与现实情况很不相称。中医学中并无"焦虑症"之名，从临床症状看，本病属于情志病、心病范畴，可能与"惊恐""惊悸""怔忡""心悸""卑慄""奔豚""不寐""灯笼病""脏躁""百合病"等病有关，其病因是素体正虚，复为七情所伤，五脏气血阴阳不和，心神失养，脑神不利。病位在脑，涉及五脏，而以心、肝、脾、肾为主。

1. 临床诊断

　　参照《中国精神障碍分类与诊断标准第3版（CCMD-3）》。焦虑症是一种以焦虑情绪为主的神经症。主要分为惊恐障碍和广泛性焦虑两种。焦虑症的焦虑症状是原发的，凡继发于高血压、冠心病、甲状腺功能亢进等躯体疾病的焦虑应诊断为焦虑综合征。其他精神病理状态如幻觉、妄想、强迫症、疑病症、抑郁症、恐惧症等伴发的焦虑，不应诊断为焦虑症。

　　（1）惊恐障碍诊断标准：是一种以反复的惊恐发作为主要原发症状的

神经症。这种发作并不局限于任何特定的情境，具有不可预测性。惊恐发作作为继发症状，可见于多种不同的精神障碍，如恐惧性神经症、抑郁症等，并应与某些躯体疾病鉴别，如癫痫、心脏病发作、内分泌失调等。

【症状标准】①符合神经症的诊断标准。

②惊恐发作需符合以下 4 项：a. 发作无明显诱因，无相关的特定情境，发作不可预测。b. 在发作间歇期，除害怕再发作外，无明显症状。c. 发作时表现为强烈的恐惧、焦虑，及明显的自主神经症状，并常有人格解体、现实解体、濒死恐惧，或失控感等痛苦体验。d. 发作突然开始，迅速达到高峰，发作时意识清晰，事后能回忆。

【严重标准】患者因难以忍受又无法解脱而感到痛苦。

【病程标准】在 1 个月内至少有 3 次惊恐发作，或在首次发作后继发害怕再发作的焦虑持续 1 个月。

【排除标准】①排除其他精神障碍，如恐惧症、抑郁症，或躯体形式障碍等继发的惊恐发作。②排除躯体疾病如癫痫、心脏病发作、嗜铬细胞瘤、甲亢或自发性低血糖等继发的惊恐发作。

（2）广泛性焦虑诊断标准：指一种以缺乏明确对象和具体内容的提心吊胆，及紧张不安为主的焦虑症，并有显著的自主神经症状、肌肉紧张，及运动性不安。患者因难以忍受又无法解脱而感到痛苦。

【症状标准】①符合神经症的诊断标准。

②以持续的原发性焦虑症状为主，并符合下列 2 项：a. 经常或持续的无明确对象和固定内容的恐惧或提心吊胆。b. 伴自主神经症状或运动性不安。

【严重标准】社会功能受损，患者因难以忍受又无法解脱而感到痛苦。

【病程标准】符合症状标准至少已 6 个月。

【排除标准】①排除甲状腺功能亢进、高血压、冠心病等躯体疾病的继发性焦虑。②排除兴奋药物过量、催眠镇静药物，或抗焦虑药的戒断反应，强迫症、恐惧症、疑病症、神经衰弱、躁狂症、抑郁症，或精神分裂症等伴发的焦虑。

2. 中医分型

参照《实用中医内科学》（王永炎 . 人民卫生出版社，2011 年）。

（1）肝郁化火证：焦虑不安，心烦易怒，脘腹满闷，两胁胀痛，痛无定处，口苦咽干，咽中不适，如物梗阻，面红目赤，尿赤便秘，舌红，苔黄，脉弦数。

（2）痰热扰心证：烦躁紧张，痰多呕恶，少寐多梦，头晕头胀，口苦，便秘，舌红，苔黄腻，脉滑数。

（3）心脾两虚证：心悸心烦，多思善疑，神疲胆怯，失眠健忘，面色萎黄，头晕，倦怠乏力，易自汗，纳差，舌淡，苔薄白，脉细。

（4）心肾不交证：情绪不宁，心烦不寐，头晕耳鸣，健忘，腰膝酸软，五心烦热，口咽干燥，潮热盗汗，舌红少苔，脉细数。

（5）心胆气虚证：善惊易恐，坐卧不安，失眠多梦，易醒，胆怯心悸，气短，易自汗，倦怠乏力，舌淡或淡红，苔薄白，脉细。

一、药物外治法

（一）穴位注射法

处方 072

天麻注射液、当归注射液各 1ml。

【用法】根据患者描述的症状选取 2~3 个相应的背俞穴（肺—魄户、心—神堂、肝—魂门、脾—意舍、肾—志室）。如心悸、失眠、心烦，选用心俞、神堂；胃痛、食少、腹胀，选用脾俞、胃俞、意舍。选穴后常规消毒，用连接 4 号半针头的一次性注射器吸取以上药物各 1ml，注入穴位，当患者出现酸、麻、胀、重得气感后，抽无回血时，缓慢注入药液，每次选用 1 个穴位。每日 1 次，星期天休息 1 天，30 次为 1 个疗程。

【适应证】焦虑性神经症（广泛性焦虑或发作性惊恐状态）。症见心悸、失眠、心烦、腹胀、胃脘痛等。

【注意事项】刺入穴位得气后回抽无血时方可注射药液。

【出处】《针灸临床杂志》2001，（10）：12.

处方 073

生理盐水 2ml。

【用法】双侧风池穴局部常规消毒，用 5ml 注射器抽取生理盐水 2ml，针头为皮试针头，于颈后双侧风池穴进针，进针方向斜向对侧眼球，深度为 0.5~1 寸，回抽无血后注射生理盐水，每侧风池穴各注射 1ml，针后在风池穴局部轻微揉按 2~3 分钟，每日下午 4 时左右注射 1 次，5 天为 1 个疗程，连续治疗 4 个疗程。

【适应证】焦虑性失眠。

【注意事项】年老体弱及初次接受治疗者最好取卧位，注射部位不宜过多，以免晕针。

【出处】《实用中西医结合临床》2010,（1）：16.

（二）穴位贴敷法

处方 074

酸枣仁、琥珀适量。

【用法】酸枣仁、琥珀共研为细末，夜晚睡前，用温开水调敷双侧神门、神阙、安眠、三阴交、太溪、涌泉等，每次选择双侧 2~4 个穴位，盖以纱布，胶布固定，留置 8 小时后揭下，1 日 1 次。

【适应证】各型焦虑症。症见失眠、心悸、紧张、惊恐、坐卧不安、多思善疑、心烦、健忘等。

【注意事项】皮肤过敏或溃疡者禁用。

【出处】《世界睡眠医学杂志》2016,（2）：80.

（三）洗足法

处方 075

实证方：夏枯草、栀子、磁石、代赭石适量。

虚症方：附子、丹参、吴茱萸、鸡血藤适量。

【用法】加水 5L 煎煮约 1 小时，滤除中药渣，待温度适中，将双足浸泡药液中 20~30 分钟，每日或隔日 1 次，视患者耐受程度决定。

【适应证】肝郁化火型、痰热扰心型等实证或心脾两虚型等虚证焦虑。

【注意事项】皮肤感觉减退者慎用。

【出处】《世界睡眠医学杂志》2016,（2）：80.

二、非药物外治法

（一）针刺疗法

处方 076

百会、内关、人中、三阴交等穴。

【操作】百会向后刺 0.5~1 寸，提插捻转 1 分钟。内关直刺 1~1.5 寸，提插捻转 1 分钟左右，至手指抽动。人中向鼻中隔斜向下刺 0.5 寸，施雀啄泻法至眼珠湿润或至流泪。三阴交向后斜刺 1~1.5 寸，提插捻转至下肢抽动 3 次。每日 1 次，星期天休息 1 天，30 次为 1 个疗程。

【适应证】焦虑性神经症（广泛性焦虑或发作性惊恐状态）。症见无明显原因紧张不安，害怕，焦虑或烦躁，经常提心吊胆，觉得有不幸的事将要发生，常伴有心悸、手足颤抖、躯体不适和睡眠障碍。

【注意事项】在针刺前可提示患者，若毫针刺入腧穴出现得气现象（局部出现酸麻、困重、胀满、跳动或肌肉节律性收缩感）效果会较佳，通过这样的言语暗示，常可提高针刺疗效。

【出处】《针灸临床杂志》2001，（10）：12.

处方 077

腹针：引气归元，左气穴，气旁。

【操作】引气归元均深刺，气穴、气旁均中刺。留针 30 分钟。针完后行鼻子深呼吸 6 次，休息 1 分钟再深呼吸 6 次，直到出针。每周治疗 2 次。

【适应证】焦虑性神经症。

【注意事项】在针刺前可提示患者，若毫针刺入腧穴出现得气现象（局部出现酸麻、困重、胀满、跳动或肌肉节律性收缩感）效果会较佳，通过这样的言语暗示，常可提高针刺疗效。

【出处】《中国临床康复》2006，（19）：169.

处方 078

靳三针法：取四神穴（百会穴前后左右各旁开 1.5 寸），定神穴（印堂上 5 分，双侧阳白各上 5 分），内关，神门，三阴交。

【操作】四神穴针刺法：取 1 寸针于百会穴前后左右各旁开 1.5 寸向四周斜刺，使患者头皮有紧涩感或重胀感为度。定神 3 穴均向下平刺，内关、神门、三阴交均用补法。可根据患者情况适当增加配穴 2~3 穴：如肝郁脾虚可加太冲（泻法）、足三里（补法）；肝郁痰火可加太冲（泻法）、期门（平补平泻）、膻中（平补平泻）、丰隆（泻法）；心脾两虚可加神门（补法）、足三里（补法）；心肝火旺可加行间（泻法）、劳宫（泻法）。每隔 10 分钟捻针 1 次，留针 45 分钟，每天 1 次，1 周 6 次，6 周为 1 个疗程。

【适应证】广泛性焦虑症。

【注意事项】在针刺前可提示患者，若毫针刺入腧穴出现得气现象（局部出现酸麻、困重、胀满、跳动或肌肉节律性收缩感）效果会较佳，通过这样的言语暗示，常可提高针刺疗效。

【出处】《中国中西医结合杂志》2007，（3）：201.

处方 079

四神聪，上星透百会，印堂，人中，承浆。肝郁气滞加太冲、合谷；脾失健运加足三里、丰隆；心失所养加内关、神门。

【操作】四神聪施平补平泄，上星透百会施捻转补法，印堂、人中、承浆施雀啄手法，太冲、合谷施提插捻转泻法，足三里施提插捻转补法，丰隆施提插捻转泻法，内关、神门施提插捻转补法。每天针刺 1 次，15 天为 1 个疗程，共治疗 1~3 个疗程。

【适应证】惊恐障碍和广泛性焦虑症状。

【注意事项】配合心理疏导可增强疗效。

【出处】《中国临床康复》2004，（18）：3593.

处方 080

百会，四神聪，印堂，人中，合谷，三阴交，太冲。若心烦不寐、躁扰不宁，加神门、内关，泻火安神；若急躁易怒、不寐多梦，甚至彻夜不眠，加期门、肝俞，以清肝泻火；若心烦易怒、惊惕不安、痰多呕恶，加丰隆、曲池，以清热化痰；若心悸胆怯、处事易惊，加胆俞、心俞，以安神定志。

【操作】选择 28 号 1~2 寸的一次性无菌不锈钢毫针，定位后局部采用

75% 乙醇棉球常规消毒，右手持针快速刺入，根据病情虚实选择补泻手法，得气后每穴继续行针 10 秒，或以局部持续沉重感为度，留针 30 分钟。每日针刺 1 次，1 个月为 1 个疗程。

【适应证】广泛性焦虑症。

【注意事项】年老体弱及初次接受治疗者最好取卧位，以免晕针。

【出处】《中医研究》2018，（2）：3.

（二）灸法

处方 081

鬼哭穴（位于大拇指背侧桡侧缘，拇指桡侧爪甲角 1 穴，直对桡侧指甲角处之皮部 1 穴，左右计 4 穴）。

【操作】首先将患者两大拇指相并，指甲前缘、指甲根对齐，用普通缝衣线于两大拇指前缘稍后处缠绕数圈以固定，如果有助手，可令其用手直接将患者大拇指固定。把艾炷（其底边周长大致与男士衬衫纽扣相近）置于鬼哭穴上点燃，患者难以忍受时取下艾炷，是为 1 壮，每次 3 壮，每日 1 次。5 次为 1 个疗程。

【适应证】慢性焦虑症。

【注意事项】灸时必须以患者不能耐受时才能取下艾炷；在治疗期间进行必要的语言开导。

【出处】《上海针灸杂志》2004，（6）：46.

处方 082

足三里，中脘，内关，膻中，太冲。

【操作】患者取仰卧位，将艾绒点燃放入温灸器内，置于应灸部位进行熨灸，每穴 10~15 分钟，每日施灸 1 次，5 天为 1 个疗程。

【适应证】呃逆伴焦虑症状。

【注意事项】温度适宜，勿烫伤皮肤。

【出处】《临床医药文献电子杂志》2018，（76）：153.

（三）电针法

处方 083

百会、上星、内关、神门、足三里、三阴交、太冲穴等。

【操作】取上述穴位，行电针治疗，留针 30 分钟，电刺激频率为 40 次／分钟，每天 1 次，10 天为 1 个疗程。

【适应证】广泛性焦虑症。

【注意事项】行电针治疗时应以患者能忍受为度。

【出处】《中国针灸》2002，（6）：26.

处方 084

百会、四神聪、印堂、太阳、内关及神门等穴位。

【操作】百会采用直刺，针四神聪时，针尖向百会方向倾斜 45°，双太阳直刺进针 1 寸左右，针印堂时，提捏局部皮肤，沿骨膜向下平刺 1 寸左右，直至医者手下感到紧滞为度，双内关、神门均采取常规直刺法。诸穴待医者手下感到得气（"如鱼吞钩"）或患者有酸胀感得气后即可，之后于双太阳穴针柄连接两电极，高频频率，同步疏密波形，电流幅度以患者能忍受为度。每日 1 次，周末休息 2 天，以恢复穴位敏感性，4 星期为 1 个疗程。

【适应证】中风后焦虑障碍。

【出处】《环球中医药》2010，（6）：427.

（四）音乐电针法

处方 085

百会，印堂，内关，太阳，风池，神庭。根据患者描述的症状选用 2~3 个相应的背俞穴及相应的五志穴（肺—魄户、心—神堂、肝—魂门、脾—意舍、肾—志室）。如心悸、失眠、心烦选用心俞、神堂、神门；胃痛、食少、腹胀，选用脾俞、胃俞、意舍。

【操作】采用音乐电针仪进行治疗。选择上述穴位，用医用棉球消毒皮肤表面，将电极贴在穴位上，并加以固定。打开电源开关，戴上耳机，放上患者喜欢的音乐磁带，缓慢地增加输出强度，至患者感到电麻，但舒适、能承受即可。每日 1 次，每次 30~60 分钟，星期天休息，30 天为 1 个疗程。

【适应证】因各种原因不能服药的焦虑症患者。

【注意事项】患者感到电麻，但舒适、能承受即可。

【出处】《上海针灸杂志》2002，（1）：22.

（五）耳穴压豆疗法

处方 086

耳穴：神门、心、皮质下等。

【操作】用 75% 乙醇消毒耳廓后，以粘有王不留行籽的小方胶布贴在穴位处，并按揉。嘱患者每日自行按压 2~3 次，每次贴压 3 天，5 次为 1 个疗程。可双耳交替贴。

【适应证】广泛性焦虑症。

【注意事项】其按压一般选用中等刺激强度，以耳廓有发热、发胀、发散感觉为宜，疗程期间休息 1~2 天。

【出处】《甘肃中医》2005，（4）：30.

处方 087

耳穴：肝、心、交感、神门、皮质下等。

【操作】先用 75% 乙醇局部消毒，然后取王不留行籽贴在 0.6cm×0.6cm 的胶布中间，对准穴位贴敷，并用手指按压。10 天为 1 个疗程，每日 1 次，两耳廓交替，告知患者每 2~3 小时按压 1 次，每穴每次按压 30~60 秒，以局部酸、麻、胀或发热为度。

【适应证】焦虑症伴失眠。

【注意事项】皮肤过敏或溃疡者禁用。如皮肤瘙痒、红肿、破损，及时处理。

【出处】《中国中医药科技》2019，（2）：285.

（六）经络氧疗法

处方 088

内关，足三里。

【操作】常规消毒后，选 1~2 寸长毫针直刺内关、足三里，内关进针 1 寸，足三里进针 1.5 寸，平补平泻行针 5 分钟后留针。同时配以吸氧，氧流量为每分钟 2~5L，以患者感觉舒适为宜。30 分钟后，停止吸氧，出针。双侧穴位交替施用，每天 1 次，每次治疗 30 分钟，4 周为 1 个疗程。

【适应证】焦虑障碍。

【出处】《新中医》2006，（2）：66.

（七）推拿按摩法

处方 089

百会、太阳、风池、内关、膻中、中脘、气海等。

【操作】①按揉百会穴 8×8 次。②按揉双侧太阳穴 8×8 次。③按揉双侧风池穴 8×8 次。④按揉双侧内关穴 8×8 次。⑤按揉膻中穴 8×8 次。⑥按揉中脘穴 8×8 次。⑦按揉气海穴 8×8 次。

【适应证】考试焦虑症。

【注意事项】每天午饭后、晚觉前做 2 遍。平时课间可以选择个别穴位进行自我按摩。

【出处】《中国校医》2005，（6）：565.

处方 090

腰背部。夹脊穴，心俞、肝俞、胆俞、脾俞、胃俞、肾俞等。颈项部。风池，风府，太阳，印堂。头维，神庭，百会，四神聪。阳陵泉，足三里，三阴交。肩贞、臂臑，手三里，内关，神门。

【操作】①协助患者处于俯卧位，操作者在患者的一侧站立，对患者的腰背部进行推拿，主要用推、滚、揉、拨手法，大约进行 10 分钟，使其背部肌肉充分放松。按着用拇指点揉夹脊穴和各俞穴，重点心俞、肝俞、胆俞、脾俞、胃俞、肾俞等，以调节其各脏腑功能。然后再拿揉患者颈项部 2~3 分钟，并点按风池、风府等穴各 1 分钟，改善患者气血运行状况。②协助患者处于仰卧位，操作者在患者的头上方坐下，对太阳穴使用双拇指进行推拿，在操作的过程中自印堂沿着眉弓上方向两侧对太阳穴进行分推，时间为 2~3 分钟，然后再用双手食指和中指按顺时针方向按揉两侧太阳穴 2

分钟，再用拇指点揉患者印堂穴 1 分钟，多指按顺时针方向按揉颞部约 2 分钟，以除烦消躁。拿五经 3~5 次，重点头维、神庭、百会、四神聪等穴，以达到镇静安神功效，最后推两侧桥弓穴 2~3 分钟，在其头顶及两颞部做扫散法，分别点按两侧阳陵泉、足三里、三阴交等穴。③患者取坐位，医者分别抱揉其两侧上肢各 2~3 分钟，再依次点揉肩贞、臂臑、手三里、内关、神门等穴位各 1 分钟。整个治疗过程约 30 分钟，每日 1 次，每 10 次为 1 个疗程。

【适应证】广泛性焦虑症。

【注意事项】每次治疗均以患者自觉全身放松，平心静气，宁心安神或有倦意，希望早些安睡为最佳。

【出处】《农村百事通》2019，（13）：51.

处方 091

中脘，关元，气海，神阙，天枢。

【操作】以腹部推拿为主，辅以捏脊及头部推拿。患者以仰卧的方式平躺于推拿床上，选择中脘、关元、气海、神阙和天枢等腹部穴位，通过按腹、揉腹、运腹以及推腹的方法对患者进行治疗，疏泄肝气，调畅气机，推拿采用 1 次 / 天的频率，时间为每次 40 分钟，15 天为 1 个疗程。

【适应证】各种类型的焦虑。

【注意事项】注意操作手法的力度，不要过猛。

【出处】《中医临床研究》2015，30（7）：112–113.

（八）拔罐疗法

处方 092

足太阳经侧线。

【操作】患者取俯卧位，自项至腰部足太阳经背部侧线，用火罐自上而下走罐及闪罐，以背部潮红为度，最后在足太阳经背部侧线留罐 10~15 分钟，每 2 天 1 次。如患者皮肤过于敏感不能耐受，为预防皮损及感染，可多日 1 次，视情况决定。

【适应证】偏实证患者，如肝郁气滞型、痰热上扰型。

【注意事项】避免罐内负压过高，防止局部软组织损伤。

【出处】《世界睡眠医学杂志》2016，（2）：80.

（九）刺血疗法

处方 093

耳尖。

【操作】取耳尖穴，用 75% 乙醇消毒，用三棱针点刺放血，隔日进行 1 次，或双侧交替放血，每日 1 侧。

【适应证】辨证属实证患者。

【注意事项】严格消毒，放血过程中预防感染。

【出处】《世界睡眠医学杂志》2016，（2）：80.

（十）音乐疗法

处方 094

根据相应症状选取相应的音乐。

【操作】根据患者个性选择不同类型的音乐：疼痛敏感、焦虑明显患者，以节奏平和的抒情类音乐及自然背景音乐如流水、鸟鸣声等为主，如班得瑞的《月光水岸》《自然》等；对表现出强烈孤独、抑郁类型患者，以节奏明快、欢快活泼的音乐为主，如莫扎特的《漫步》、贝多芬的《G 大调小步舞曲》等；对表现出强烈恐惧感的患者，以清新典雅的乐曲为主，如勃拉姆斯的《摇篮曲》等；对有特定要求的患者，优先选择其喜好的音乐。接受音乐治疗可将曲目存储于 MP3 播放机，患者佩戴耳机自行播放，嘱患者将注意力集中在音乐中，护理人员柔和讲解音乐内涵，要求患者适当联想以达到全身放松状态。

【适应证】手术后焦虑、抑郁患者。

【注意事项】环境要求：营造良好的音乐干预环境，如设置单独的音乐室，要求室内灯光柔和、安静无噪音、无闲杂人等，可设置盆栽、清新图片等装饰物。

【出处】《实用临床医药杂志》2016，（10）：177.

（十一）穴位埋线法

处方 095

肺俞，心俞，肝俞，脾俞，肾俞。

【操作】将 4-0 号医用羊肠线剪成 2cm 长的线段若干，浸泡在 75% 乙醇中备用。用改良简易注线法，取一次性医用 6 号注射针头作套管，直径 0.3mm、长 40mm 不锈钢毫针（剪去针尖，高压消毒备用）作针芯，将针芯抽出少许后，用镊子把羊肠线穿入针头内。患者取坐位或俯卧位，穴位处皮肤用碘伏消毒，左手绷紧皮肤，右手持针快速刺入皮内，得气后左手拿着针芯往里推，右手将注射针头往外抽，将羊肠线留在穴位内，然后将针退出，用创可贴固定 24 小时。每 2 周治疗 1 次。

【适应证】广泛性焦虑症。

【注意事项】治疗期间注意防止感染。

【出处】《新中医》2011，（3）：95.

（十二）温针灸

处方 096

百会，神庭，四神聪，安眠，内关（双侧），神门（双侧），照海（双侧），申脉（双侧）。

【操作】患者平卧，常规消毒，用快速进针法，医者针下有沉紧、沉涩、沉重，患者有酸、麻、胀等感觉者效果更好，针百会、神庭、四神聪、安眠，用平补平泻法，对百会穴用艾条回旋灸，内关（双侧）用补法，加灸，针神门（双侧）、照海（双侧）、申脉（双侧），用泻法，可加灸照海。隔日 1 次，每次留针 30 分钟，治疗 15 次为 1 个疗程。

【适应证】中、重度焦虑症。

【注意事项】灸时注意不要碰到针灸针。

【出处】《上海针灸杂志》2006，（5）：28.

综合评按：焦虑症为精神心理性疾病，随着现代社会压力增大，发病率高，给个人及家庭带来负担，西医学疗法对部分患者来说虽然可以控制病情，但是远期疗效亦非十分满意，尤其是患者长期服用西药以后可引起不良反应及后遗症。而采用以中医治疗同时又不放弃西医治疗手段，可大大提高疗效，减少后遗症。中医外治法治疗焦虑症的优势已经十分明显，近年来的研究亦证实中医外治尤其是针灸治疗焦虑症疗效确切。中医药在整体观念和辨证论治的指导下，能把握疾病性质，跟踪证的变化，而且还可以充分考虑患者的心理等因素，以求在不干扰人体正常生理过程的同时最大限度地改善临床症状。中医药治疗焦虑症方法多样，针灸、推拿及心理治疗等相互配合，以达到克服恐惧、悲愤、疑虑的目的。

第五节　抑郁症

抑郁症是指以思维迟缓、情绪低落且伴主动性下降、兴趣减低等精神运动性迟滞症状为主要表现的一类心境障碍综合征。抑郁发作时以心境低落为主，与其所在处境无明显关系，从闷闷不乐到悲痛欲绝，甚至发生木僵，严重者可出现妄想、幻觉等精神病性症状。个别病例存在显著的焦虑与运动性激越。尽管中医学中从未有过"抑郁症"病名的记载，但是"抑郁症"属于中医"郁病""脏躁""百合病""梅核气""失眠"等范畴。

1. 临床诊断

参照姚树桥、杨彦春主编的《医学心理学》。西医学中的抑郁症有一系列的症候群，是以显著而旷日持久的心境低落为特征的认知三联征，即消极地看待自我、环境和未来。抑郁症主要表现在以下三个方面。①情感低落：情绪跟情感不一样。情绪是一种短暂的自我体验，情感是一种长期的，或者基本固定的一种感觉。抑郁症的症状多表现为对周围的事物不感兴趣，终日闷闷不乐，自感一切不如人，常有无用感、无希望感、无助感、无价值感。②思维迟缓：患者临床表现为语言减少，语速减慢，自觉脑子好像是"生了锈"或像"涂了一层浆糊"一样凝滞不动了。③意志活动减退：患者行为迟慢，生活被动、疏懒，不想做事，不愿和人交往，常一个人非常孤独地独处一旁。上述症状持续半年以上没有缓解，就可以拟诊抑郁症，否则就可能只是忧郁情绪。抑郁症包括情感性精神病抑郁症、抑郁性神经症、反应性抑郁症和更年期抑郁症。

2.中医分型

参照张伯礼、吴勉华主编的《中医内科学》。

（1）肝气郁结证：精神抑郁，情绪不宁，胸部满闷，胁肋胀痛，痛无定处，脘闷嗳气，不思饮食，大便不调，苔薄腻，脉弦。

（2）气郁化火证：情绪不宁，急躁易怒，胸胁胀满，口苦而干，或头痛，目赤，耳鸣，或嘈杂吞酸，大便秘结，舌质红，苔黄，脉弦数。

（3）痰气郁结证：精神抑郁，胸部闷塞，胁肋胀满，咽中如有物梗塞，吞之不下，咯之不出，苔白腻，脉弦滑。

（4）心神失养证：精神恍惚，心神不宁，多疑易惊，悲忧善哭，喜怒无常，或时时欠伸，或手舞足蹈，骂詈喊叫等，舌质淡，脉弦。

（5）心脾两虚证：情绪不宁，多思善疑，头晕神疲，心悸胆怯，失眠健忘，纳差，面色无华，舌质淡，苔薄白，脉细。

（6）心肾阴虚证：情绪不宁，心悸，健忘，失眠，多梦，五心烦热，盗汗，口咽干燥，舌红少津，脉细数。

一、药物外治法

（一）穴位注射法

处方 097

刺五加注射液。

【用法】取厥阴、阳明、少阴经穴为主，如太冲、内关、丰隆、足三里、神门、三阴交、膻中、心俞、肾俞、膈俞。每次选4~5个穴位，每周2次，12次为1个疗程，用一次性5ml注射器抽取刺五加注射液2~4ml。穴位常规消毒后，快速刺入皮下，然后缓慢进针，掌握进针的深度及方向，得气后，回抽无血，随即快速推注射液，每个穴位0.2~0.5ml，使患者有强烈的酸胀感并向周围扩散或循经传导。1天1次，6周为1个疗程。

【适应证】肝气郁结型抑郁症。

【注意事项】年老体弱及初次接受治疗者最好取卧位，注射部位不宜过多，以免晕针。

【出处】《中医外治杂志》2012，21（4）：34.

（二）穴位贴敷法

处方 098

威灵仙 10g，丝瓜络 10g，蔓荆子 10g，川芎 6g，香附 10g，薄荷 3g，冰片 2g，忍冬藤 10g。

【用法】上药磨成粉末状，混合均匀，以鲜姜汁调为膏状，放置容器内，避光密封待用。取 1 元硬币大小的药饼，常规碘伏消毒皮肤后，用脱敏橡皮膏贴于天突穴。患者每天贴敷 8 小时，连续 7 天为 1 个疗程，连续 3~5 个疗程。

【适应证】气郁化火型抑郁症。

【注意事项】对上述药物过敏者禁用。

【出处】《中医外治杂志》2013，22（6）：57.

二、非药物外治法

（一）耳穴压豆疗法

处方 099

双侧神门、皮质下、交感、心、胃、脾、肾等耳穴。

【操作】确定穴位敏感点后将压豆部位的皮肤用 75% 乙醇进行消毒，排除对医用胶布过敏的情况。取完整无壳的王不留行籽消毒后放于 0.6cm×0.6cm 小方块胶布中央位置，贴于耳穴上，贴紧，然后用拇指、食指指腹给予适度揉、捏、按压，强度由轻到重，以患者感觉麻、胀、酸痛为度，每次按压 3~5 分钟，患者每天自行按压 4~5 次，每次 1~2 分钟，睡前加强 1 次，每天检查，2 日换压丸，两耳交替进行，1 周为 1 个疗程，治疗 1 个月。

【适应证】心肾阴虚型抑郁症。

【注意事项】贴压耳穴应注意防水，以免脱落；夏天易出汗，贴压耳穴不宜过多，时间不宜过长，以防胶布潮湿或皮肤感染；耳廓皮肤有炎症或冻伤者不宜采用；对过度饥饿、疲劳、精神高度紧张、年老体弱、孕妇按压宜轻，急性疼痛性病症宜重手法强刺激，习惯性流产者慎用。

【出处】《辽宁中医杂志》2015，42（5）：1098-1099.

🥣**处方 100**

神门、皮质下、心、肝、交感、脑干等耳穴。

【操作】用酒精棉球在所选耳穴处擦拭消毒后，左手手指托持耳廓，右手用镊子夹取割好的方块胶布，中心粘上准备好的王不留行籽，对准穴位，紧紧贴压其上。嘱患者或其家属每日揉按 5 次，每次 5 分钟。两耳交替贴用，1 日 1 换。1 个月为 1 个疗程。

【适应证】各型抑郁症。

【注意事项】贴压耳穴应注意防水，以免脱落；夏天易出汗，贴压耳穴不宜过多，时间不宜过长，以防胶布潮湿或皮肤感染；耳廓皮肤有炎症或冻伤者不宜采用；对过度饥饿、疲劳、精神高度紧张、年老体弱者及孕妇按压宜轻，急性疼痛性病症宜重手法强刺激，习惯性流产者慎用。

【出处】《山西医药杂志》2014，43（3）：309-310.

（二）针刺疗法

🥣**处方 101**

以百会、上星、印堂、水沟、内关（双侧）为主，随症循经取穴。心情抑郁、善悲欲哭、咽中有异物感者，加廉泉、膻中、丰隆（双侧）；烦躁易怒、咽干口苦、目赤者，加风池、太冲、行间（均双侧）；神疲、健忘、失眠、心神不宁者，加神门（双侧）、三阴交（双侧）、四神聪。

【操作】患者安静仰卧或取坐位，先针刺主穴，取双侧内关穴，进针 1~1.5 寸，用泻法；继取水沟穴，向鼻中隔方向针刺 0.3~0.5 寸，用泻法，至眼球湿润或流泪为度；上星穴沿头皮刺向百会，用泻法；印堂穴平刺 0.3~0.5 寸，用泻法。随症取穴均以补虚泻实为原则，施以针刺手法，留针 25 分钟，不行针。上述治疗隔日 1 次，10 次为 1 个疗程，共治疗 2 个疗程。

【适应证】各型抑郁症。

【注意事项】过于疲劳、精神高度紧张、饥饿者不宜针刺；年老体弱者针刺应尽量采取卧位，手法宜轻；怀孕妇女针刺不宜过猛，腹部、腰骶部及能引起子宫收缩的穴位如合谷、三阴交、昆仑、至阴等禁止针刺；小儿因不配合，一般不留针；有出血性疾病的患者，或常有自发性出血，损伤后不易止血者，不宜针刺；皮肤感染、溃疡、瘢痕和肿瘤部位不予针刺。

【出处】《山东中医杂志》2006，（3）：179-180.

处方 102

神庭，本神，四神聪（包括前神聪、后神聪、左神聪、右神聪）。

【操作】采用一次性不锈钢针灸针，行平补平泻法，或根据患者症状辨证施法。隔日 1 次，3 个月为 1 个疗程。

【适应证】心神失养型抑郁症。

【注意事项】过于疲劳、精神高度紧张、饥饿者不宜针刺；年老体弱者针刺应尽量采取卧位，手法宜轻；怀孕妇女针刺不宜过猛，腹部、腰骶部及能引起子宫收缩的穴位如合谷、三阴交、昆仑、至阴等禁止针刺；小儿因不配合，一般不留针；有出血性疾病的患者，或常有自发性出血，损伤后不易止血者，不宜针刺；皮肤感染、溃疡、瘢痕和肿瘤部位不予针刺。

【出处】《上海针灸杂志》2014，33（6）：501-502.

（三）磁穴疗法

处方 103

两侧心俞、内关。

【操作】磁片运用表面镀锌的 XTS-35 钦铁硼稀土（圆形、中号、大小为 10mm×2mm），采用直接贴敷法。贴敷前先用 75% 乙醇清洁局部皮肤，再用手指在两穴位上摩擦 10 秒以皮肤红热为度，然后将准备好的专用透气胶布（15mm×15mm）贴于 S 面，再用 15mm×15mm 大小的单层纱布置于 N 极面，使磁片边缘的胶布与纱布粘紧，将磁片的 N 极面对准穴位，再用 60mm×6mm 胶布 2 条交叉固定磁片，适当加压 30 秒即可。分别贴敷一侧心俞和内关。磁感强度为 0.2T，每 48 小时更换 1 次。每日 1 次，1 个月为 1 个疗程。

【适应证】心脾两虚型抑郁症。

【注意事项】对胶布、磁片过敏者慎用。

【出处】《中华中医药杂志》2006，（3）：173-174.

（四）电针法

处方 104

心俞，肝俞。

【操作】在心俞和肝俞二穴（单侧）直刺 0.5 寸左右，行针得气后针柄通电。选择连续波、高频（100Hz），刺激 10 分钟后转为低频（2Hz）刺激 30 分钟，电流强度为（15±2）mA。隔日治疗，每周 3 次，共治疗 4 周。

【适应证】肝气郁结型抑郁症。

【注意事项】电针刺激量需慢慢由小到大，切勿突然增强，引起肌肉痉挛，造成弯针、折针意外；有出血倾向的疾病患者禁用，新伤骨折、瘢痕、恶性肿瘤局部、静脉曲张、体表大血管处、局部皮肤弹性差者禁用；患有心、肾、肝严重疾病以及高热抽搐者禁用；皮肤过敏、外伤、溃疡处禁用；大出血、过饱、大汗、大渴、过饥、酒醉和过劳者禁用。

【出处】《中华中医药学刊》2009，27（12）：2679-2681.

（五）穴位埋线法

处方 105

膻中，神门，照海，申脉。

【操作】局部严格常规消毒，将 1cm 长的可吸收羊绒线放入穿刺针内前端，快速刺入穴位，得气后边推针芯边缓缓退针管，将羊绒线留在穴内，盖无菌棉球，胶布固定即可。每周埋线 1 次，治疗 12 周。

【适应证】气郁化火型抑郁症。

【注意事项】同普通针刺注意事项，防止感染。

【出处】《山西医药杂志》2014，43（3）：309-310.

处方 106

百会，三阴交，肝俞。肝气郁结和气郁化火者加阳陵泉、合谷、太冲；痰热内扰者加中脘、丰隆；心脾两虚者加心俞、脾俞、足三里；心胆气虚者加心俞、胆俞；阴虚火旺者加太溪、太冲。

【操作】常规皮肤消毒后，用改良简易注线法，取一次性医用 7 号注射针头作套管，取 0.3mm×50mm 不锈钢毫针（剪去针尖）作针芯。将 0 号医用羊肠线剪成 1cm 线段若干，浸泡在 95% 乙醇内备用。将针芯退出少许，羊肠线放入针头内，垂直快速进针后稍做提插，出现针感后，推动针芯，将羊肠线留于穴内，将针管退出。再将各针孔涂以碘酒，覆盖纱布，以胶布固定 1~2 小时。每 10 天 1 次，共治疗 12 周。

【适应证】肝气郁结、气郁化火、痰气郁结、心神失养、心脾两虚型抑郁症。

【注意事项】同普通针刺注意事项，防止感染。

【出处】《辽宁中医杂志》2009，36（9）：1481–1483.

（六）刺血疗法

处方 107

少冲，中冲，大敦，隐白，涌泉。

【操作】穴位常规消毒，施术者押手拇指、食指分别切紧患者所刺穴位手指（足趾）旁两侧，刺手用一次性采血针快速刺入患者穴位，快速出针，局部挤血，出血量以血液颜色变淡为度。左右侧交替放血，3 日 1 次。6 次为 1 个疗程，共治疗 2 个疗程。

【适应证】肝气郁结型抑郁症。

【注意事项】防止感染，其余同普通针刺。

【出处】《辽宁中医杂志》2015，42（1）：157–158.

（七）灸法

处方 108

肝俞，心俞，膻中。

【操作】将直径为 2cm 的艾炷点燃后放入艾灸盒内，再将艾灸盒放置在穴位上，待艾炷燃至接近 1/4，且患者皮肤感觉温热、潮红时，再易炷施灸，每次 2 壮，每周 3 次，每次间隔超过 24 小时，共治疗 6 周。

【适应证】肝气郁结、心神失养型抑郁症。

【注意事项】防止烫伤。

【出处】《辽宁中医杂志》2015，42（9）：1759–1760.

（八）推拿按摩法

处方 109

患者俯卧，裸背放松，医者立于床旁。在背部划分 5 道线，由大椎至长强连线为第 1 道线，此连线上的穴属督脉；督脉左右各旁开 1.5 寸，由大杼至白环俞连线为第 2、3 道线；由附分至秩边连线为第 4、5 道线，2、3、4、5 道线上的穴位属太阳膀胱经。

【操作】在 5 道线上施行拨、啄、摩、捏、拍 4 种手法，每种手法各操作 36 遍。每种手法约 3 分钟。①拨法：医者用四指分别在五道线上由上至下拨 3 遍，以皮肤出现红色为度。②摩法：医者用双手指掌在五道线上往返各抚摩 3 次。③啄法：医者用双手或单手五指并拢成梅花状，沿五道线由上向下轻快地啄击各 3 次。④捏法：医者分别在五道线的位置，用双手的拇、食、中指提捏皮肤，并由上至下移动 3 次，捏经第 3、4 腰椎时，用力提高 3 次（此时可听见筋响声），最后用双手掌摩全背 56 遍，重点抚摩腰眼处，以发热为度。⑤拍法：医者用单手或双手虚掌沿背部自上而下轻快地拍击，频率为 120~160 次 / 分钟，连续 3~4 遍。每日 1 次，1 个月为 1 个疗程。

【适应证】心神失养型抑郁症。

【注意事项】年老体弱者慎用。

【出处】《内江科技》2008，（10）：122.

综合评按：新型抗抑郁药作用机制明确，针对性强，起效快，疗效较为确切，不良反应相对较少，但存在治疗周期长、费用较高、停药易复发、治愈率较低、部分患者无效等弊端，对疲劳乏力、食欲不振、便秘、口干、性功能障碍等抑郁周边症状的效果亦不理想，部分患者不良反应明显。在诸多的外治方法中，中药贴敷能疏肝解郁，理气化痰，治疗效果好，且安全可靠，方便易行。耳穴压豆法、普通针刺法、电针法、按摩推拿法、穴位注射法、磁穴法、穴位埋线法、刺络放血法则充分体现了中医的整体观念及辨证施治的特点，各具特点和优势，亦被广泛用于抑郁症的治疗。中医治疗通过辨证论治，整体调节，降低患者对环境应激的敏感性，在同步调治抑郁周边症状等方面发挥了积极的防治作用。

第六节 失眠

失眠，中医又称"不寐""不得卧""目不瞑"，主要症状为失眠，具体则是睡眠深度的不足或时间短缺，多见入睡困难，或时寐时醒，或醒后难以复寐，甚则彻夜不寐。中医论不寐症，属阳不交于阴，病位在心，同时与肝、脾、胃、肾等脏腑关系密切，其病机在于脾胃失调，心肾不交，肝失疏泄。失眠患者常出现烦躁、注意力不集中、疲乏和情绪紊乱等不适，可伴随应激、呼吸、免疫及内分泌功能不全。西医学的神经官能症、更年期综合征及精神病见失眠诸症时，可按失眠对症治疗。

1. 临床诊断

参照《中国成人失眠诊断与治疗指南》。①失眠：表现为入睡困难，入睡时间超过 30 分钟。②睡眠质量：睡眠质量下降，睡眠维持障碍，整夜觉醒次数 ≥ 2 次，早醒。③总睡眠时间：总睡眠时间减少，通常少于 6 小时。在上述症状基础上同时伴有日间功能障碍。睡眠相关的日间功能损害包括：①疲劳或全身不适。②注意力、注意维持能力或记忆力减退。③学习、工作和（或）社交能力下降。④情绪波动或易激惹。⑤日间思睡。⑥兴趣、精力减退。⑦工作或驾驶过程中错误倾向增加。⑧紧张，头痛，头晕，或伴有与睡眠缺失有关的其他躯体症状。⑨对睡眠过度关注。

失眠根据病程分为：①急性失眠，病程 <1 个月。②亚急性失眠，病程 ≥ 1 个月，<6 个月。③慢性失眠，病程 ≥ 6 个月。

2. 中医分型

（1）心脾两虚证：多梦易醒，心悸健忘，头晕目眩，神疲肢倦，饮食无味，面色少华，舌淡，苔薄，脉细弱。

（2）心肾不交证：心烦不寐，头晕耳鸣，五心烦热，口渴咽干，心悸盗汗，健忘梦遗，腰膝酸软，精神萎靡，舌质红或舌尖红，苔少，脉细数。

（3）心胆气虚证：虚烦不寐，寐则多梦，易惊醒，胆怯恐惧，心神不安，终日惕惕，遇事易惊，处事多虑，舌淡红，脉弦细。

（4）肝郁化火证：急躁易怒，不易入寐，多梦易惊，胸胁胀满，善太息，口苦目赤，尿黄，便秘，舌质红，苔黄，脉弦数。

（5）痰热扰心证：心烦不寐，噩梦纷扰，易惊易醒，脘腹痞闷，口苦恶心，饮食少思，头重目眩，舌质红，苔黄腻，脉滑数。

（6）心火亢盛证：失眠多梦，胸中烦热，心悸怔忡，面赤口苦，口舌生疮，尿短赤、疼痛，舌尖红，脉数有力。

（7）胃气不和证：夜卧不宁，不能入寐，脘腹胀满，甚或胀痛，时而恶心呕吐，嗳腐吞酸，大便易臭或不畅，苔黄腻，脉弦滑或滑数。

（8）营卫不和证：入睡困难，早醒，易醒，恐惧，担心，烦躁，伴汗出、心慌等，舌淡红，苔薄白，脉弦细。

一、药物外治法

（一）药熨疗法

处方 110

制半夏 12g，朱茯苓、陈皮、胆南星、石菖蒲、远志、淡竹叶各 9g，枳实 6g，炙甘草 4.5g。

【用法】上药水煎取汁，以纱布浸取药液，略拧干后热熨双目。临睡前熨目，每次 15~30 分钟。

【适应证】痰热扰心型失眠。

【注意事项】防止烫伤。

【出处】《中国民族民间医药》2010，（15）：1.

处方 111

磁石 20g，茯神 15g，五味子 10g，刺五加 20g。

【用法】先煎煮磁石 30 分钟，然后加入其余药物再煎 30 分钟，去渣取汁。将一干净纱布浸泡于药汁中，趁热熨于患者前额及太阳穴。每晚 1 次，每次 20 分钟。

【适应证】心胆气虚型失眠。

【注意事项】在操作过程中，要经常检查熨剂的温度，治疗后应避风保暖，静卧休息。

【出处】《中国民族民间医药》2010，（15）：1.

（二）药枕法

处方 112

白菊花、合欢花、夜交藤各 100g，生磁石 200g，灯心草、公丁香各 30g，石菖蒲、远志肉、茯神各 60g，檀香 20g，冰片粉 10g。多梦易醒加生龙骨 100g、生牡蛎 60g。

【用法】上药共研粗粉末，拌匀，装入一长方形布袋内，每晚当睡枕用。

【适应证】失眠，症见入睡困难、多梦易醒、早醒、多思多虑等。

【注意事项】在操作过程中，要经常检查药枕的温度，治疗后应避风保暖，静卧休息。

【出处】《农村百事通》2007，（2）：69.

（三）药帽法

处方 113

牛黄 2g，朱砂 3g，磁石 6g。

【用法】取上药共研末，装入布袋，置于帽子内，戴在头上。

【适应证】痰热扰心型失眠。

【注意事项】治疗后应避风保暖，静卧休息。

【出处】《农村百事通》2007，（2）：69.

（四）手心敷药

处方 114

生龙骨 20g，琥珀末 5g，珍珠粉 5g。邪热内扰加黄连粉 5g；痰多加生半夏 10g；阴虚火旺加龙胆草 6g；气血两虚内服归脾丸。牛黄蛇胆川贝液 10ml。

【用法】将生龙骨、琥珀末、珍珠粉研细粉备用。每次取药粉 3~4g，加牛黄蛇胆川贝液 10ml（即 1 支）调湿，分为两份，用双层纱布包好，于睡前分置于两手心，外用胶布固定，到次日早晨取下，7 次为 1 个疗程。

【适应证】痰热扰心型失眠。

【注意事项】治疗后应避风保暖，静卧休息。

【出处】《农村百事通》2007，（2）：69.

（五）敷脐法

处方 115

丹参 20g，远志 20g，石菖蒲 20g，硫黄 20g。

【用法】上药共研细末，装瓶备用。用时取药末适量，加白酒调成膏状，贴于脐中，再以棉花填至与脐周平齐，用胶布固定。每晚换药 1 次。

【适应证】心肾不交型失眠。

【注意事项】治疗后应避风保暖，静卧休息。

【出处】《中国民族民间医药》2010，（15）：1.

处方 116

珍珠粉、丹参粉、硫黄粉各等量。

【用法】上方混合备用，用时每次取药粉 0.25g，填于脐中，外贴胶布。每天换药 1 次，连用 3~5 天为 1 个疗程。

【适应证】心胆气虚型失眠。

【注意事项】治疗后应避风保暖，静卧休息。

【出处】《中国民族民间医药》2010，（15）：1.

处方 117

朱砂安神丸、归脾丸或补心丹适量。

【用法】每次取上方 10g（或 1 丸）研末，加适量醋调成糊状，睡前敷于脐部，外用胶布封固，每晚 1 次。

【适应证】阴虚火旺或心脾两虚型失眠。

【注意事项】治疗后应避风保暖，静卧休息。

【出处】《中国民族民间医药》2010，（15）：1.

处方 118

石菖蒲 6g，郁金 6g，枳实 6g，沉香 6g，朱砂 2g，琥珀 2g，炒酸枣仁 6g。

【用法】上方共研末，混匀备用。每次取药末填敷脐中，滴生姜汁适量，外盖纱布，胶布固定。24 小时换药 1 次，1 周为 1 个疗程。

【适应证】肝郁化火型失眠。

【注意事项】治疗后应避风保暖，静卧休息。

【出处】《中国民族民间医药》2010，（15）：1.

处方 119

黄连、肉桂各适量。

【用法】上药共研细末，蜜调为丸，填脐内，暖膏贴盖之。

【适应证】心肾不交型失眠。

【注意事项】治疗后应避风保暖，静卧休息。

【出处】《中国民族民间医药》2010，（15）：1.

处方 120

田三七、丹参各 10g，硫黄、远志、石菖蒲各 20g，红花 5g。

【用法】上药共研细粉，以白酒适量调成膏状，填满脐中，用胶布固定，每晚换药 1 次。

【适应证】失眠，症见反复入睡困难、多梦易醒、早醒、善思多虑等。

【注意事项】治疗后应避风保暖，静卧休息。

【出处】《农村百事通》2007，（2）：69.

处方 121

远志 30g，石菖蒲 30g，朱砂 10g，炒酸枣仁 40g，生牡蛎 30g。兼痰热内扰者加胆南星 30g、半夏 30g、黄连 15g；阴虚火旺者加龟甲 30g；心脾两虚者加黄芪 30g、当归 20g；心胆虚怯者加琥珀 10g、磁石 30g；肝郁有热者加丹参 30g、硫黄 20g。

【用法】上药研细末，装瓶备用。用时取上药 10~15g，拌老陈醋适量，调成糊状，敷于脐中，外用胶布固定，每晚换药 1 次，7 次为 1 个疗程（敷药前需将脐周及脐中清洗干净），1个疗程结束后，休息3天，续行第2个疗程。

【**适应证**】痰热扰心、心脾两虚、心胆气虚、肝郁化火型失眠。

【**注意事项**】治疗后应避风保暖，静卧休息。

【**出处**】《中医外治杂志》2006，（15）：6.

（六）发疱疗法

处方 122

生姜5g，百草霜1g，大蒜10g。

【**用法**】上药捣碎混合，取冲阳（双侧）、太冲（右侧），贴敷上述药物24小时，一次发疱。

【**适应证**】痰热扰心型失眠。

【**注意事项**】在操作过程中，防止感染，保持清洁。

【**出处**】《中医外治杂志》2007，（16）：1

处方 123

斑蝥，生姜，大蒜。

【**用法**】将斑蝥、生姜、大蒜按1∶2∶5的比例捣碎混合。取双侧神门、双侧太冲、右侧冲阳穴，贴敷上述药物24小时，一次发疱。

【**适应证**】心胆气虚型失眠。

【**注意事项**】在操作过程中，防止感染，保持发疱部位清洁。

【**出处**】《辽宁中医药大学报》2008，（10）：3.

（七）洗足法

处方 124

艾叶、干姜、陈皮各50g。

【**用法**】将上述药物煎药，放入洗脚盆中，边洗边加入热水，使水温维持在40~50℃，持续30分钟，结束后即入睡，若时间允许，老年人下午5~7点肾经主时泡脚。

【**适应证**】失眠，症见入睡困难、多梦易醒、早醒、多思多虑、乏力等。

【注意事项】在操作过程中注意水温，防止烫伤。

【出处】《中医外治法杂志》2010，（19）：4.

处方 125

黄芪 50g，远志 20g，龙骨 20g，牡蛎 20g，川芎 20g，合欢皮 20g，石菖蒲 20g，栀子 20g，香豉 10g。

【用法】将上述药物共碾末，每晚睡前用 40g 药末加水 5L 倒入浴足盆中（电子按摩盆）浸泡双足。

【适应证】心胆气虚型失眠。

【注意事项】在操作过程中，糖尿病患者特别注意水温，防止烫伤。

【出处】《中医外治杂志》2005，（14）：6.

处方 126

夜交藤、徐长卿、合欢皮、桑寄生各 30g。

【用法】上述药物水煎，取出汁 4~5L，倒入自动按摩浴足盆中，睡前患者将双足浸泡在盆里，水深以过踝关节 10cm 为度，每晚给予中药煎液（水温 39~45℃）浴足，由温到热，再由热到温，循环进行 30 分钟。

【适应证】术后失眠患者。

【注意事项】糖尿病患者术后失眠的患者，在洗脚时注意防止烫伤。

【出处】《新中医》2012，（44）：1.

处方 127

生龙骨、牡蛎各 30g，磁石 20g，青黛 10g，菊花、夜交藤、合欢花各 15g。

【用法】取上药水煎两次，去渣，加适量开水，每晚洗足 15 分钟后入睡。

【适应证】失眠，症见入睡困难、多梦易醒、早醒、多思多虑、胆怯易惊等。

【注意事项】在操作过程中，糖尿病患者特别注意水温，防止烫伤。

【出处】《农村百事通》2007，（2）：69.

处方 128

当归 30g，白芍 30g，桂枝 20g，白术 30g，太子参 30g，熟地黄 30g，山茱萸 30g，茯苓 30g，酸枣仁 30g，合欢皮 30g，柴胡 20g。

【用法】诸药置于锅中，加水 3000~3500ml，浸泡 30 分钟，煎沸 20~25 分钟，将药液倒入木盆中，待药液温度降至 50℃左右，将双足放入木盆中浸洗，并可边洗边按摩足底，每次约 30 分钟，于睡前进行，每剂药可使用 2 次。

【适应证】营卫不和型失眠。

【注意事项】在操作过程中，糖尿病患者特别注意水温，防止烫伤。

【出处】《世界中西医结合杂志》2017，（12）：1.

（八）穴位贴敷法

处方 129

三阴交，神门，安眠。

【用法】用 75% 乙醇棉球对贴敷穴位进行局部清洁、消毒，然后用镊子取下敷贴，贴于以上穴位处。要求患者每日早、中、晚及睡前进行穴位按摩，每穴各 1~2 分钟，3 天更换敷贴（如有局部不适反应，则双侧交替贴敷，每日按摩同前）。

【适应证】心火亢盛型失眠。

【注意事项】在操作过程中，防止治疗部位感染，禁食辛辣、刺激食物。

【出处】《中国中医药远程教》2017，（15）：15.

处方 130

朱砂 3~5g。

【用法】将朱砂研细末，用干净白布一块，涂糨糊少许，用药末均匀粘附于上，然后外敷涌泉穴，以胶布固定。

【适应证】心胆气虚型失眠。

【注意事项】在操作过程中，防止治疗部位感染，禁食辛辣、刺激食物。

【出处】《中国民族民间医药》2010，（15）：1.

处方 131

黄连 15g，阿胶 9g，白芍 9g，黄芩 9g，鸡蛋黄 1 个。

【用法】将上药煎汤，入阿胶 9g 化开，摊贴胸部。

【适应证】心火亢盛型失眠。

【注意事项】在操作过程中，防止治疗部位感染，禁食辛辣、刺激食物。

【出处】《中国民族民间医药》2010，（15）：1.

处方 132

吴茱萸 9g，米醋适量。

【用法】吴茱萸研成细末，米醋调成糊，敷于两足涌泉穴，盖以纱布，以胶布固定。

【适应证】胃气不和型失眠。

【注意事项】在操作过程中，防止治疗部位感染，禁食辛辣、刺激食物。

【出处】《中国民族民间医药》2010，（15）：1.

处方 133

吴茱萸、肉桂各等份。

【用法】取上药各等份研末，密装备用。临睡前取药粉 10g，调酒炒热敷于两侧涌泉穴。也可取药粉 5g，调蜂蜜为软膏，贴敷于一侧神门、三阴交。每天换药 1 次，左右两侧穴位交替使用。

【适应证】胃气不和型失眠。

【注意事项】在操作过程中，防止治疗部位感染，禁食辛辣、刺激食物。

【出处】《中国民族民间医药》2010，（15）：1.

二、非药物外治法

（一）磁穴疗法

处方 134

心俞，内关。

【操作】磁片贴敷于心俞、内关治疗。

【适应证】心肾不交型失眠。

【注意事项】在操作过程中，防止治疗部位感染，禁食辛辣、刺激食物。

【出处】《湖南中医杂志》2008,（12）: 4.

（二）刮痧法

处方 135

刮痧部位：膀胱经的第一侧线、膀胱经第二侧线。

【操作】将刮痧部位涂以活络润滑油，用刮痧板刮上述穴位线，单方向刮，速度逐渐加快，反复刮5~7遍，刮至皮肤出现红色紫斑。

【适应证】失眠，症见入睡困难、多梦易醒、早醒、多思多虑等。

【注意事项】防止治疗部位感染，禁食辛辣、刺激食物。

【出处】《中医外治杂志》2011,（21）: 2.

处方 136

刮痧部位：双侧大杼穴之间连线，足太阳膀胱经循行的二经脉线，脊柱旁开1.5寸从心俞穴到上髎穴，脊柱旁开3寸从附分穴到秩边穴。

【操作】将刮痧部位涂以活络润滑油，从一侧的大杼穴向另一侧大杼穴刮过去，速度逐渐变快，反复5~8遍；从左侧心俞穴刮到上髎穴，附分穴刮到秩边穴，依次刮右侧的上述穴位，刮到局部皮肤出现红色紫斑为止。

【适应证】失眠，症见入睡困难、多梦易醒、早醒、多思多虑等。

【注意事项】在操作过程中，防止治疗部位感染，禁食辛辣、刺激食物。

【出处】李超.《中医外治法简编》湖北人民出版社.

（三）针刺疗法

处方 137

双侧手部心穴（掌面，中指第一横纹中点）、肝点（手背中渚穴后 0.25 寸）、睡眠穴（手背，合谷穴与三间穴连线的中点）。配合体针：百合，神门，三阴交。

【操作】毫针垂直刺入，以不刺入骨膜为准。行平补平泻法。

【适应证】失眠，症见入睡困难、多梦易醒、早醒、多思多虑等。

【注意事项】在操作过程中，防止治疗部位感染，防止刺伤血管。

【出处】《中医外治法》2011，（21）：2.

处方 138

七神针：四神聪，神庭，神门，百会，头临泣。肝郁气滞加太冲、风池；痰热内扰加丰隆、中脘；气血两虚加心俞、脾俞、三阴交；肝肾阴虚加肝俞、肾俞；心胆气虚加心俞、胆俞。

【操作】以上穴位常规针刺，每次治疗 30 分钟，行针 1 次。每日 1 次。

【适应证】失眠，症见入睡困难、多梦易醒、早醒、多思多虑等。

【注意事项】防止治疗部位感染，防止晕针、刺伤血管。

【出处】《中国民族民间医药》2009，（11）：124.

处方 139

项七针：风池（双侧），风府，完骨（双侧），天柱（双侧）。心脾两虚证配心俞（双侧）、脾俞（双侧）、三阴交（双侧）；心虚胆怯证配心俞（双侧）、胆俞（双侧）、丘墟（双侧）；阴虚火旺证配太冲（双侧）、太溪（双侧）、涌泉（双侧）；肝郁化火证配太冲（双侧）、行间（双侧）；痰热内扰证配丰隆（双侧）、中脘、内庭（双侧）。

【操作】以上穴位常规针刺，每次治疗 30 分钟，行针 1 次。隔日 1 次。

【适应证】心脾两虚型、心虚胆怯型、阴虚火旺型、肝郁化火型、痰热内扰型失眠。

【注意事项】在操作过程中，防止晕针、刺伤血管。

【出处】《"项七针"治疗失眠疗效观察》房建，2018 年。

处方 140

扁针取穴参照十四经在体表的循环路线，以解剖标志为依据，把头部的穴位各划为部位线。①头部正中线：以鼻尖为标志向上直行（督脉线），穴位有神庭、上星、囟会、前顶、百会、后顶、强间、脑户、风府、哑门。②第一侧线：以目内眦为标志（足太阳膀胱经线），穴位有曲差、五处、承光、通天、络却、玉枕、天柱。③第二侧线：以眼裂长度的中点为标志（足少阳胆经线），穴位有头临泣、目窗、正营、承灵、脑空、风池。④可加穴：本神、天冲、浮白、悬颅、头窍阴、完骨、安眠。

【操作】用 75% 乙醇棉球在点刺穴位上常规消毒后，右手拇指对应食指、中指持扁针呈直立，顺着经脉线的走行，在每个穴位上，连续点刺 2~3 次，点刺要灵活，运用腕力，轻而快，呈鸟啄食状。点刺深度为 1~2mm 即可，每次治疗均按以上穴位重复点刺。

【适应证】失眠，症见入睡困难、多梦易醒、早醒、多思多虑等。

【注意事项】在操作过程中，防止晕针、感染、刺伤血管。

【出处】《针灸推拿》2005，（14）：1.

处方 141

腹针：引气归元（中脘、下脘、气海和关元），腹四关（双侧滑肉门、双侧外陵），商曲（双侧），气穴（双侧）和大横（双侧）。

【操作】以上诸穴均直刺，引气归元（中脘、下脘、气海和关元）深刺至地部（即刺至腹部肌层），余穴均刺至人部（即刺至腹部浅筋膜和脂肪层），按照腹针疗法要求，针刺穴位按照由里至外、由上至下针刺。

【适应证】药物依赖引起的入睡困难、多梦易醒、早醒。

【注意事项】在操作过程中，防止晕针、感染、刺伤血管。

【出处】《北京中医药》2018，（37）：4.

处方 142

背部足太阳膀胱经第一、二线及督脉为主。

【操作】采用滚针器械，患者取俯卧位，针具从背部足太阳膀胱经第一线肺俞穴至肾俞穴，由上而下顺经脉循行滚动；第二线从大杼穴至志室穴，由上而下滚动（循经方向滚动刺激）；督脉从命门穴至大椎穴由下而上顺经脉循行滚动。以较慢速度循经滚动 10 次左右，用力大小因人而异，以患者感到舒适、皮肤红润为度（皮肤红润是经络气血流通的表现），治疗 15~20 分钟。

【适应证】失眠，症见入睡困难、多梦易醒、早醒、多思多虑等。

【注意事项】在操作过程中，防止晕针、感染、刺伤血管。

【出处】《中医杂志》2007，（48）：4.

🥣 处方 143

芒针：至阳透大椎，神道透腰阳关，腰奇透腰阳关，双侧内关透郄门，双侧三阴交透太溪。

【操作】患者先取俯卧位，局部常规消毒后，用 5~9 寸芒针，取至阳透刺大椎、神道透腰阳关、腰奇透腰阳关。得气后行捻转泻法，留针 20 分钟后起针，再令患者取仰卧位，用 5 寸芒针，取双侧内关透郄门，行捻转泻法，双侧三阴交透太溪，行捻转补法，留针 20 分钟后起针。每日下午针刺 1 次。

【适应证】失眠，症见入睡困难、多梦易醒、早醒、多思多虑等。

【注意事项】在操作过程中，防止晕针、感染、刺伤血管。

【出处】《中国针灸》2002，（22）：3.

🥣 处方 144

申脉，照海，百会，四神聪，三阴交，神门。心脾两虚者加心俞、脾俞；心胆气虚者加心俞、胆俞；心肾不交者加心俞、肾俞；肝火扰心者加行间、太冲；痰火扰心者加丰隆、内庭。

【操作】常规消毒局部皮肤，患者取仰卧位。申脉采用呼气泻法进针，深度为 0.3~0.5 寸，以快速捻转泻法为主；照海采用吸气补法进针，深度为 0.5~0.8 寸，以缓慢捻转补法为主；百会平刺 0.5~0.8 寸；四神聪穴以百会为中心，从前后左右各 1 寸沿皮下斜刺 0.5 寸；神门避开血管直刺 0.3~0.5 寸；三阴交直刺 1~1.5 寸。均得气后行平补平泻手法，留针 30 分钟，期间行针 2 次。其余配穴均根据病证虚实采用捻转提插补泻法，得气后即出针，不留针。

【适应证】心脾两虚型失眠。

【注意事项】在操作过程中，防止晕针、感染、刺伤血管。

【出处】《世界中西医结合杂志》2017,（12）：1.

（四）小针刀疗法

处方 145

阿是穴。

【操作】患者取俯伏坐位，医者在颈肩部仔细寻找肌痉挛明显处的肌肉附着点及其他阳性反应点，常规消毒后，行小针刀剥离术。

【适应证】颈椎疾病引起的入睡困难、多梦易醒、早醒。

【注意事项】在操作过程中，防止治疗部位感染、刺伤神经。

【出处】《中医外治杂志》2001,（10）：5.

（五）推拿按摩法

处方 146

颈1、颈2、颈3横突和风池、风府及肌张力高处。

【操作】采用常规推拿法治疗，主要参照高等中医药院校教材《推拿治疗学》中关于失眠的常规推拿手法进行，同时采用以下手法。①弹拨点按法：患者取坐位，术者位于患者背后，先予弹拨、点按手法施治于颈肩部的软组织，重点是颈1、颈2、颈3横突和风池、风府及肌张力高处，以酸胀为度，时间约为10分钟。②侧扳法：颈段棘突有偏歪者，以颈棘突左偏为例，左手拇指抵按住偏歪的棘突向右推，另一手5指分开置于患者头部右侧颞部，并逐渐用力将头扳向左侧。当头扳向左侧约40°时，以左手拇指为支点，方向相反进行被动侧扳复位，此时可听到一清脆"咔咯"声和手下棘突的移动感，证明手法成功，但不可强求此声响。侧扳手法3~4天重复1次。

在常规推拿治疗基础上，加用下辨证推拿手法。①心脾两虚型：用一指禅按揉神门、天枢、足三里、三阴交，每穴1~2分钟；擦背部督脉，以透热为度。②心肾不交型：推桥弓，左右各20次；擦两侧涌泉穴，以透热为度。③痰热扰心型：用一指禅按揉神门、内关、丰隆、足三里，每穴 1~2 分钟；横擦脾俞、胃俞、八髎，以透热为度。④心肝火旺型：用一指禅按揉肝俞、胆俞、期门、章门、太冲，每穴 1~2 分钟；搓两胁约数分钟。

【适应证】颈椎疾病引起的入睡困难、多梦易醒、早醒。

【注意事项】在操作期间中，防止治疗部位擦伤感染。

【出处】《中医外治法杂志》2010，（19）：2.

处方 147

颈肩背部。

【操作】自上而下揉捏项肌 3~5 分钟，如触及筋结、筋索或钝厚处，则重点弹拨或按揉；弹拨或按揉上、下项线及乳突根部肌肉附着点，每点 5~10 次；自上而下轻轻弹拨或按揉两侧横突，每点 5~10 次；自上而下弹拨背部棘突两侧，每点 3~5 次；自上而下弹拨或按揉背部两侧竖棘肌；弹拨两侧肩胛内上角、肩胛冈、冈下窝，每点 5~10 次。

【适应证】颈肩疾病引起的入睡困难、多梦易醒、早醒。

【注意事项】在操作期间中，防止治疗部位擦伤感染。

【出处】《中医外治杂志》2001，（10）：5.

处方 148

【操作】颈椎棘突偏歪者，取摇正法矫正之。患者取坐位，术者立于其后，一手拇指按压于偏歪椎体之椎板部，食、中指置对侧偏歪椎下方相邻椎体椎板部，另一手托其下颌，双手在施上托之力同时，托下颌之手左右摇动颈部数次，另一手拇指与食、中二指在颈部上托和摇动中相向用力，以促使偏歪棘突回位。亦可用冯天友定点旋转复位矫正之。胸椎棘突偏歪者，采用抱枕提肩膝顶法矫正之。患者取坐位，令双手手指交叉抱住后枕，术者立于其后，双手自两侧腋下穿出至肩前，勾住肩部上提并后拉，在上提后拉同时，一膝顶住棘突的偏歪侧向对侧斜前方推顶，偏歪侧勾肩手后拉力度和幅度应较另一侧为大，常可听到关节复位弹响声。

【适应证】颈椎、胸椎棘突错位引起的入睡困难、多梦易醒、早醒。

【注意事项】在操作期间中，防止治疗部位擦伤感染，防止脊髓损伤。

【出处】《中医外治杂志》2001，（10）：5.

处方 149

【操作】轻轻揉捏项肌 1~2 分钟，双手托枕颌拨伸颈椎 1~2 分钟；搓揉或轻拍肩背部 1 分钟；提捏两侧耳根数次；轻叩头皮约 1 分钟；并做头面部放松手法。以上手法每日或隔日 1 次。

【适应证】颈肩背不适引起的入睡困难、多梦易醒、早醒。

【注意事项】在操作期间中，防止治疗部位擦伤感染，防止脊髓损伤。

【出处】《中医外治杂志》2001，（10）：5.

（六）耳针

处方 150

耳穴：脑干，脑点，皮质下，神门。

【操作】耳穴常规消毒后，选用耳针或 0.5 寸毫针对准穴位快速刺入 2~3 分，切勿从耳背后穿出。留针 30 分钟，不行针。每日 1 次。

【适应证】失眠，症见入睡困难，多梦易醒，早醒。

【注意事项】操作过程中，防止刺伤血管。

【出处】《中医杂志》2008，（49）：2.

（七）穴位埋线法

处方 151

安眠 2（翳明与风池连线中点），颈穴 1，颈穴 2。

【操作】患者取俯伏坐位，标定安眠 2 穴位置后常规消毒，用 2% 利多卡因行穴位局部浸润麻醉，然后剪取 0-1 号铬制羊肠线 1~1.5cm 做快速穿刺针埋线，当针尖达皮下组织后，缓慢进针，边进针边询问患者感觉，当觉有强烈针感向头颈部放射后，缓慢退针，边退边推针芯，回至皮下后快速拔针，用干棉球按压针孔片刻，再用创可贴固定。对侧安眠 2 穴及颈穴 1、颈穴 2 用同样的方法进行埋线。一般 10~15 天行第 2 次埋线。

【适应证】颈椎疾病引起的入睡困难、多梦易醒、早醒。

【注意事项】在操作过程中，防止感染、刺伤血管。

【出处】《中医外治杂志》2001，（10）：5.

（八）耳穴压豆疗法

处方 152

耳穴：颈椎、神门、手、内分泌、心等。

【操作】选准穴位后用探棒用力按压，使留有痕迹，然后常规消毒，用王不留行籽贴双侧耳穴，嘱患者每日自行按压 3~4 次，每次 2 分钟左右，每 5 天更换耳穴 1 次。

【适应证】颈椎疾病引起的入睡困难、多梦易醒、早醒。

【注意事项】在操作期间中，防止治疗部位擦伤感染。

【出处】《中医外治杂志》2001，（10）：5.

综合评按：外治法治疗失眠，在临床报道中多见，临床研究显示，与西药相比较具有治愈率高、安全、无副作用等优点，临床中也建议患者应用针灸治疗失眠。对于难治性顽固性失眠，可以内外结合治疗，多种外治法联合应用，根据患者接受程度以及病情具体选择。另外，除了以上治疗方法外，应建议患者注意睡眠卫生，养成良好的睡眠卫生习惯，必要时可以结合心理治疗。

第七节　特发性面神经麻痹

特发性面神经麻痹，又称贝尔（Bell）麻痹，即由面神经管内急性非化脓性面神经炎所引起的周围性面神经麻痹。目前本病病因尚未明确，越来越多的资料表明，面神经麻痹的主要病因是潜伏在颅神经节的疱疹病毒（单纯疱疹病毒Ⅰ型和带状疱疹病毒）感染，极少是 Lyme 病、Ramsay-Hunt 综合征（面神经受带状疱疹病毒感染所引起）所致。本病的预后取决于病情的严重程度及处理是否及时适当，约 75% 的患者在 1~3 个月内恢复，年轻患者预后好。轻度面瘫无论治疗与否，痊愈率可达 92% 以上。老年患者发病时伴有乳突疼痛，合并糖尿病、高血压、动脉硬化、心绞痛或心肌梗死者，预后较差。本病属于中医学的"面瘫""口僻"范畴。

1. 临床诊断

参照《中医内科常见病诊疗指南·西医疾病部分》。急性起病，周围性面瘫为主要临床表现，可伴有同侧耳后、耳内、乳突区的轻度疼痛。除外其他原因引起的周围性面瘫即可诊断。

2. 中医分型

（1）风寒阻络证：突然口眼歪斜，眼睑闭合不全，伴恶风寒、发热、肌肉酸痛，苔薄白，脉浮紧。

（2）风热阻络证：突然口眼歪斜，眼睑闭合不全，额纹消失，伴口苦咽干、肌肉酸痛，舌边尖红，苔薄黄，脉浮数。

（3）风痰阻络证：突然口眼歪斜，口角流涎，眼睑闭合不全，伴脘闷恶心，苔白腻，脉浮滑。

（4）瘀血阻络证：口眼歪斜，面肌不仁，日久不愈，舌质紫暗，脉细涩。

一、药物外治法

（一）穴位贴敷法

处方 153

白芥子散：白芥子粉 50g。

【用法】运用挑刺加局部贴敷治疗面瘫，挑刺后，用水调制白芥子粉成面团状，平铺于 10cm×8cm 的纱布上，贴敷于下关、颊车、地仓、阳白穴处，用胶布固定，贴敷 2~12 小时。

【适应证】风痰阻络型面瘫。

【注意事项】皮肤红肿痒痛时禁用，敷药期间少食辛辣、刺激性食物。

【出处】《中国误诊学杂志》2007，7（8）：1711–1712.

处方 154

马钱子片。

【用法】取马钱子片 1 枚，水泡软备用，治疗时切成 0.1cm 薄片贴于下关穴、颊车穴，外用胶布固定，6~7 天更换 1 次，一般贴敷 4~5 次。

【适应证】风热阻络型和风痰阻络型面瘫。

【注意事项】皮肤红肿痒痛时禁用，敷药期间少食辛辣、刺激性食物。

【出处】《辽宁中医杂志》1994, 21（10）: 474.

处方 155

蓖麻籽膏: 蓖麻籽 100g。

【用法】取蓖麻籽 100g, 剥皮后将其捣烂成泥状, 根据面目做成适当大小 5 个饼状药膏, 贴敷于患侧阳白、太阳、颊车、四白、地仓穴, 用风湿膏或麝香壮骨膏固定, 2 天换药 1 次, 10 天为 1 个疗程, 共治疗 1~3 个疗程。

【适应证】风热阻络型面瘫。

【注意事项】皮肤红肿痒痛时禁用, 敷药期间少食辛辣、刺激性食物。

【出处】《中国社区医师》2007, 9（5）: 91.

处方 156

麝香散: 麝香 0.2g。

【用法】先将麝香追风膏剪切成大小约 2cm×2cm 数块备用; 取米粒大小麝香粉放置于剪好的膏药中央, 依次把它们贴到翳风、下关、听宫、地仓、颊车、阳白等穴位上, 按压贴牢即可。3 天换贴 1 次, 所选穴位以患侧为主, 每次选 3~4 穴, 面部穴位交替使用, 15 天为 1 个疗程。

【适应证】风寒阻络型和瘀血阻络型面瘫。

【注意事项】皮肤红肿痒痛时禁用, 敷药期间少食辛辣、刺激性食物。

【出处】《中医外治杂志》1999, 8（2）: 52.

处方 157

三白膏: 白花蛇 10 条, 白芷 100g, 白附子 40g, 冰片 5g。

【用法】上药研末, 装瓶置于膏药上, 覆盖以玻璃纸, 装入小塑料袋中, 封口备用。以患侧下关穴为中心, 用三白膏药 1 张, 揭去玻璃纸, 放酒精灯慢慢烘烤, 待软化后趁热贴上。

【适应证】风寒阻络型和风痰阻络型面瘫。

【注意事项】皮肤红肿痒痛时禁用, 敷药期间少食辛辣、刺激性食物。

【出处】《中医外治杂志》2000, 9（2）: 25.

处方 158

朱蓖麻砂膏：朱砂面，蓖麻籽。

【用法】取 3 : 10 的朱砂面和去皮蓖麻籽，用药钵先将蓖麻籽捻碎，然后将朱砂与捻碎的蓖麻籽用钵杵充分捻匀，捻细成膏状，用玻璃棒取米粒大的朱砂蓖麻膏放于剪好的敷料中央，然后贴敷于患侧阳白、四白、下关、地仓、颊车、翳风穴，或者根据患者的症状适当增减穴位，每次治疗穴位一般不超过 6 个，24 小时后由患者自行摘除，隔日贴敷 1 次，10 次为 1 个疗程。休息一周后再进行第 2 个疗程。

【适应证】瘀血阻络型面瘫。

【注意事项】皮肤红肿痒痛时禁用，敷药期间少食辛辣、刺激性食物。

【出处】《中国针灸》2000，（3）：159-160.

处方 159

牵正散：白附子、僵蚕、全蝎各 30g。

【用法】上药共研细末，用上等黄酒调成糊状置于广口瓶中（保持湿润），用时选蚕豆大小，再用消毒纱布包裹成 2.0cm×0.5cm 药条，塞于鼻腔中，左歪塞右，右歪塞左，每 4 小时更换 1 次，10 天为 1 个疗程。

【适应证】各型面瘫。

【注意事项】皮肤红肿痒痛时禁用，敷药期间少食辛辣、刺激性食物。

【出处】《中国中医药科技》2007，14（2）：122.

处方 160

面瘫膏：白附子 0.5g，蓖麻子 9 粒，麝香 0.2g，乳香 0.5g，凡士林膏 20g。

【用法】将中药研成细末，加凡士林调成膏状，均匀摊涂于患侧面部，其上用合适大小的塑料布覆盖，周围以橡皮膏封闭固定，以保持膏药湿度，保证药液成分充分内渗。隔 3 天换药 1 次

【适应证】各型面瘫。

【注意事项】皮肤红肿痒痛时禁用，敷药期间少食辛辣、刺激性食物。

【出处】《中医外治杂志》2000，9（3）：53.

处方 161

巴豆牵牛散：巴豆（去皮）4 粒，牵牛子 9g。

【用法】取上药共研成粉，用鸡蛋清敷在右侧太阳穴，隔日 1 次。再取巴豆 10 粒，加水 250ml 煎沸，加入白酒 50ml，用水之热气熏蒸健侧手背，每次 15 分钟。

【适应证】风寒阻络型和风痰阻络型面瘫。

【注意事项】皮肤红肿痒痛时禁用，敷药期间少食辛辣、刺激性食物。

【出处】《河南中医》2005，25（8）：87.

处方 162

白及膏：生白及 15g，米醋、姜汁适量。

【用法】将白及加水浸泡 30~60 分钟，文火煎煮 30 分钟，过滤后再加水煎 20 分钟，滤汁去渣，合并头二汁药液浓缩成浆糊状，然后加米醋和生姜汁适量，烧沸调匀即可。先用温开水擦洗患侧，再将加温的药液用鹅毛蘸涂患侧，每日 3~5 次，翌晨仍先温水擦洗再涂，病程长者可同时用白及粉内服，每次 30g，饭后用姜汤送服，每日 3 次，5 天为 1 个疗程，一般治疗 1~3 个疗程。

【适应证】瘀血阻络型面瘫。

【注意事项】外涂面部时应歪左涂右、歪右涂左，勿要涂反，不要涂入目，涂药后要注意保暖、避风或加热敷，个别患者涂药后有痒感或有红点，停药后则自行消失，一般无须处理。

【出处】《中医外治杂志》1995，（2）：10.

（二）塞鼻法

处方 163

白附子 3g，僵蚕 3g，全蝎 3g，川芎 6g。

【用法】上药共研细末，过 300 目筛，用时取药粉 3g，用醒脑静注射液调成泥状，以两层无菌纱布包裹做成大小为 1cm×1cm×1cm 球形药团，塞入健侧鼻腔，每日 1 次，每次 24 小时。14 天为 1 个疗程，连续治疗 1 个疗程。

【适应证】风寒阻络型面瘫。

【注意事项】皮肤红肿痒痛时禁用，治疗期间少食辛辣、刺激性食物。

【出处】《世界最新医学信息文摘》2017，17（10）：159.

二、非药物外治法

（一）针刺疗法

处方 164

朱琏兴奋Ⅱ型针法：阳白，四白，攒竹，鱼腰，太阳。

【操作】所有穴位均使用朱琏针法中的兴奋Ⅱ型手法。朱琏针法兴奋Ⅱ型手法操作是采用快速刺入进针后，以较快速度不断捻针、捣针或向下深刺，使患者有酸、麻、胀或触电样感觉，留针10分钟，其间行针1~2次。配合面部穴位进行雀啄灸各30~50下，并选患侧翳风、风池、牵正其中一穴行温和灸3~5分钟。每日1次，10次为1个疗程。

【适应证】各型面瘫。

【注意事项】皮肤红肿痒痛时禁用，治疗期间少食辛辣、刺激性食物。

【出处】《中医外治杂志》2016，25（6）：47-49.

（二）电针

处方 165

患侧矫正、翳风，并配合患侧太阳、迎香、地仓、阳白、地仓。

【操作】以平补平泻手法浅刺为宜，刺激量中等，针刺得气后接电针治疗仪，选用断续波，通电30分钟，电流强度以患侧肌肉出现颤动为宜。每日1次。

【适应证】各型面瘫。

【注意事项】皮肤红肿痒痛时禁用，治疗期间少食辛辣、刺激性食物。

【出处】《陕西中医》2015，36（10）：1415-1416.

（三）火针疗法

处方 166

主穴：地仓，阳白，颊车，牵正，太阳，下关，水沟，承浆。配穴：合谷，四白，颧髎，迎香，翳风，风池。

【操作】每次取 4~6 个主配穴为宜。将酒精灯点燃放在顺手位置，选用 0.5mm 贺氏细火针，用针柄压痕作为选穴标记。常规消毒针刺穴位，在酒精灯上将针尖烧红至发亮，对准穴位，速进疾出，用消毒干棉球按压针孔以减轻疼痛。针处出血一般不处理，待其自止。

【适应证】风寒阻络型面瘫。

【注意事项】皮肤红肿痒痛时禁用，治疗期间少食辛辣、刺激性食物。

【出处】《浙江中医杂志》2014，49（10）：756-757.

（四）刺血疗法

处方 167

以翳风穴为中心，直径约 1.5cm 范围内。

【操作】使用 0.35mm×40mm 华佗牌不锈钢一次性针灸针，选取 2 号小口径透明玻璃火罐。将患侧翳风穴常规消毒后，左手拇、食、中三指夹紧翳风穴被刺部位，右手拇、食两指持毫针 1~2 支快速点刺数下，以局部出血为度，先任血自然流出，待出血明显减少时，再以 2 号小口径透明玻璃罐以闪火法将罐扣吸在点刺部位，吸紧为度，见有血液流出即可，总刺出血 5ml 以上，3~5 分钟后起罐并清洁皮肤。每日或隔日治疗 1 次，视出血量和患者耐受程度而定，连续治疗至发病第 10 天。

【适应证】瘀血阻络型面瘫。

【注意事项】点刺时必须严格消毒，施以无菌操作，以防感染；点刺手法宜轻、宜快，出血不宜太多，也不宜太少，以 5~15ml 为宜；注意避免刺伤深部动脉，以免出现皮下血肿，如出现皮下血肿立即用消毒棉球加力按压 2~3 分钟；嘱患者 6 小时内局部勿沾水，以减少感染发生率；火罐必须消毒。

【出处】《陕西中医》2016，37（12）：1656-1657.

（五）温针灸

🥄处方 168

听宫，听会，翳风，阳白，丝竹空，攒竹，颧髎，迎香，牵正，地仓，颊车，合谷（双侧）。

【操作】以上穴位除合谷外均取患侧。患者侧卧，患侧面部朝上或取坐位。听宫、听会、翳风行温针灸。将艾条切成 1.5cm 的艾段，听宫、听会、翳风得气后将艾段插在针柄上点燃施灸，待艾段燃尽后除去灰烬，每穴灸两段后取针。阳白和丝竹空、翳风和颧髎或牵正，迎香和上迎香接电针，选断续波，刺激强度以患者耐受为度。待两段艾段灸完后取针。每日治疗 1 次，每星期针 6 次，10 次为 1 个疗程。

【适应证】风寒阻络型面瘫。

【注意事项】皮肤红肿痒痛时禁用，治疗期间少食辛辣刺激性食物。

【出处】《上海针灸杂志》2009，28（12）：713-714.

（六）灸法

🥄处方 169

承泣，地仓，翳风。

【操作】采用回旋灸，每穴灸 5 分钟，以患者耐受且不灼伤皮肤为度，每天 2 次，30 天为 1 个疗程。

【适应证】风寒阻络型面瘫。

【注意事项】治疗期间少食辛辣刺激性食物。

【出处】《河南中医》2015，35（2）：410-411.

（七）耳穴压豆疗法

🥄处方 170

眼，口，额，面颊，肝，皮质下，上耳根，下耳根及出现条索、结节病理反应点（每次取 5 个穴）。

【操作】先用 75% 乙醇进行常规消毒，待干，在 0.5cm× 0.5cm 的医用胶布上粘王不留行籽，再用双球探针在以上穴位上压一小窝，将贴在医用胶布上的王不留行籽放入小窝中并贴紧胶布，即操作者将拇指和食指指腹放在患者耳廓的前后面进行对向按压揉捏，手法力度由轻到重，至耳穴局部出现酸、痛、重、热、刺痛或放射感等"得气"为宜，出现"得气"后停留几秒增强得气感，将全部耳穴贴压完毕后，嘱咐患者每日每隔4小时自行按压揉捏1次，每穴每次揉捏1分钟，均以出现酸胀感等"得气"为度。隔日换穴，两耳同时进行贴压。28天为1个疗程。

【适应证】各型面瘫。

【注意事项】胶布过敏，外耳有炎症、溃疡或皮损者不宜采用；治疗期间少食辛辣刺激性食物。

【出处】《四川中医》2017，35（2）：207-209.

综合评按：中药外治法能使药物直接渗透皮肤，药效直达病灶，促进侧支循环建立，减轻局部炎性渗出和水肿，改善神经周围微循环，具有促进局部血流、改善神经营养、加快神经修复及传导作用，见效快，疗程短，效果好，无痛，无副反应。大多数研究认为治疗本病配合针灸疗效显著。

第八节　面肌痉挛

面肌痉挛属于中医学"瘈疭"范畴，瘈疭即抽搐。《张氏医通·瘈疭》篇说："瘈者，筋脉拘急也，疭者，筋脉弛纵也，俗谓之抽。"《温病条辨·痉病瘈疭总论》中又说："瘈者，蠕动引缩之谓，后人所谓抽掣、搐搦，古人所谓瘈也。"面部神经损伤的程度、部位不同，面肌痉挛可有眼、面、口三部同时痉挛，眼、面或面、口两部痉挛，或仅有眼部痉挛。面肌痉挛是临床常见而又较为难以治愈的一种疾病，一直是众医家关注的问题。

中医学认为，面肌痉挛发病多因人体正气不足，脉络空虚，腠理不固，风邪挟痰入中面部阳明、少阳之经，致使颜面肌腠经络痹阻，气血运行不利，肌肉筋脉失于濡养，故致面肌拘急弛纵。因此，其形成以虚、风、痰、血瘀四者为基本病理基础，正气虚为病之本，风、痰、瘀为病之标。有的邪气入侵日久，治疗失当，津液不行，壅为痰浊，痰瘀搏结久治不愈，形成正虚邪实、虚实夹杂之顽疾。

1. 临床诊断

面肌痉挛又称面肌抽搐，是一种病因不明，以半侧面部不自主抽搐为特征的病症，本病多在中年后发生，常见于女性，抽搐呈阵发性且不规则，程度不等，可因疲倦、精神紧张及自主运动等加重，起病多从眼轮匝肌开始，然后涉及整个面部。

2. 中医分型

（1）风寒阻络证：面肌抽搐因受风寒而诱发，伴恶寒发热，舌淡红，苔白，脉浮紧。

（2）风阳上扰证：面肌抽搐，常因恼怒或精神紧张而加剧，面红目赤，口苦咽干，平素急躁多怒，舌偏红，苔薄黄，脉弦数。

（3）血虚风动证：面肌抽搐，面色无华，失眠健忘，心悸怔忡，唇甲色淡，舌淡，苔白，脉细弦。

一、药物外治法

（一）穴位注射法

处方 171

维生素 B_1 注射液、维生素 B_{12} 注射液。取穴：患侧翳风、阳陵泉、太阳、阳白、攒竹、颧髎、太冲及双侧合谷。

【用法】用注射器吸取适量维生素 B_1 注射液和维生素 B_{12} 注射液以 $1:1$ 比例配成混合液。以翳风穴和阳陵泉穴为注射点，令患者取坐位或侧卧位，充分暴露治疗部位，穴位局部皮肤用碘伏消毒后，将注射器针头垂直皮肤快速刺入皮下，然后缓慢进针，进针 1 寸左右，回抽无血后，将药物缓慢注入，翳风穴注射 0.2ml，阳陵泉穴注射 0.5ml，出针时速度快、动作轻，出针后按压针孔，防止出血。出针后休息片刻令患者取平卧位，穴位局部皮肤用 75% 乙醇消毒后，快速进针。阳白、攒竹平刺 0.3~0.5 寸，太阳、颧髎直刺 0.3~0.5 寸，合谷、太冲直刺 0.8~1 寸，各穴均用平补平泻法，留针 30 分钟。隔天治疗 1 次，5 次为 1 个疗程，疗程间休息 2 天，连续治疗 6 个疗程。

【适应证】风寒阻络、风阳上扰、血虚风动型原发性面肌痉挛以及顽固性面肌痉挛。

【注意事项】妊娠期或哺乳期的妇女，存在认知功能障碍、失语、精神障碍，无法配合检查及治疗者，有严重的颅脑、心脏、肝脏、肾脏和造血功能异常等疾病患者，由脑膜瘤、脑干脑炎等所引起的继发性面肌抽搐或多发性硬化、局限性癫痫等全身疾病伴发的面肌抽搐患者慎用。

【出处】《湖南中医杂志》2018，（2）：75.

（二）中药封包法

处方 172

黄芪、防风、白附子、白僵蚕、金蝎比例为 3∶3∶1∶1∶1。

【用法】将中药热封包加热后置于面部抽动部位的中心，再予神灯治疗仪照射 30 分钟。1 天 1 次，疗程为 4 周。

【适应证】风寒阻络、风阳上扰、血虚风动型原发性面肌痉挛以及顽固性面肌痉挛。

【注意事项】存在认知功能障碍、失语、精神障碍、无法配合检查及治疗者、感觉障碍患者慎用。

【出处】《广西中医药大学学报》2018，（4）：79-81.

二、非药物外治法

（一）针刺疗法

处方 173

百会，患侧风池、四白、下关、承泣、合谷、太冲、足三里。肝火上扰型配三阴交、阴陵泉；痰热内扰型配丰隆；心脾两虚型配内关、神门；阴虚火旺型配太溪、阴陵泉；心胆气虚型配内关、悬钟。

【操作】嘱患者取仰卧位，常规消毒穴位局部皮肤，选用 0.30mm×25mm 毫针针刺百会，针尖向后与头皮呈 30°角斜刺进针 20mm，风池、四白、承泣、下关、足三里均直刺 20mm，行捻转平补平泻手法。选用 0.30mm×40mm 毫针，合谷、太冲直刺 30mm，行捻转泻法，待得气后留针 30 分钟。每天针刺 1 次为 1 个疗程，疗程间休息 2 天，共治疗 2 个疗程。

【适应证】肝火上扰、痰热内扰、心脾两虚、虚火旺、心胆气虚型面肌痉挛。

【注意事项】继发性面肌痉挛，如手术、外伤、肿瘤等疾病所引起者，患有精神类疾病者，合并心脑血管、肝、肾等严重疾病者，处于妊娠期或哺乳期的妇女均慎用。

【出处】《中国中医急症》2017，26（11）：1986–1989.

处方174

主穴：地仓，颧髎，下关，太冲，合谷。配穴：风池，百会，气海，肾俞。

【操作】皮肤常规消毒，进针后采用捻转补泻手法，利用提、插、转、压等动作，也可采用旋提、旋插手法使颧髎穴行针得气，大指向后，食指向前，针下出现阻力后停止行针。两种手法都可以使用，留针30分钟，每日1次，10次为1个疗程，共治疗3个疗程。

【适应证】风寒外感兼肝郁气滞型面肌痉挛。

【注意事项】针刺过程中，如处置不当，很容易出现不良反应，如面肌痉挛程度加重、心率加快、交感神经过度兴奋等，此时应立即停止针刺，并拔出所有针具，令患者平卧休息。

【出处】《上海针灸杂志》2015，34（12）：1186–1187.

（二）头针

处方175

面肌痉挛对侧运动区、感觉区，风池穴。

【操作】采用头皮发际微针疗法，常规消毒后用头皮针，进针时向前斜刺入帽状腱膜0.5寸，用拇指捻转至有酸胀感，每5分钟捻转1次，共4次。

【适应证】风阳上扰型面肌痉挛。

【注意事项】妊娠女性慎用。风池穴进针时针尖向对侧下颌方向，进针以产生酸胀感为度。

【出处】《上海针灸杂志》2007，（1）：24.

（三）火针疗法

处方 176

阿是穴。

【操作】以细火针用酒精灯烧至红透变白后，点刺痉挛处的阿是穴，垂直刺入 1mm，迅速拔出，火针点刺宜浅刺，针刺后用棉球按压，以出现小红点为度。

【适应证】风寒阻络兼有瘀滞型面肌痉挛。

【注意事项】用火针时注意不要烫伤皮肤；痉挛止即停用火针。

【出处】《中国针灸》2015，35（12）：1221–1224.

（四）电针法

处方 177

双侧风池透刺风府，膈俞，尺泽，合谷，血海，足三里，太冲，阿是穴（面部肌肉抽搐最明显处）。眼肌周围抽搐配太阳、球后、四白、攒竹；口角周围抽搐配地仓、颊车、承浆；面颊抽搐配下关、颧髎、迎香、巨髎。

【操作】局部常规消毒，面部穴位选用 0.25mm×25mm 无菌针灸针，阿是穴浅刺，刺 3~4 针，每针刺入 3~4 分，不行手法，其余面部诸穴刺入 5~7 分，不行手法。体穴选用 0.25mm×40mm 无菌针灸针。风池向风府透刺 1.2~1.5 寸，行平补平泻手法；足三里刺入 1.5 寸，用补法。太冲、合谷刺入 1 寸，用泻法，余体穴均用平补平泻手法。留针 40 分钟，间隔 10 分钟行针 1 次。隔日治疗 1 次，15 次为 1 个疗程。

【适应证】因劳累、精神紧张及谈话等因素加剧，入睡则抽搐停止，神经系统检查无异常的面肌痉挛。

【注意事项】妊娠妇女及对电针敏感者慎用。

【出处】《上海针灸杂志》2015，34（4）：341–342.

（五）耳针

处方 178

耳穴：目，口耳，面颊，脑，心，肝，肾。并根据患者痉挛部位加穴。

【操作】酒精棉球消毒患者耳廓，以 0.35mm×25mm 毫针垂直刺入耳穴，并留针 20~30 分钟。每日针 1 耳，每日 1 次，6 天为 1 个疗程，间隔 1 天后进入下 1 个疗程，共治疗 2 个疗程。

【适应证】肝气不舒、阴血亏虚型面肌痉挛。

【注意事项】有艾滋病、结核等传染性疾病的患者，患有严重的血液系统、免疫系统疾病或恶性肿瘤患者应慎用。

【出处】《上海针灸杂志》2019，38（4）：413–416.

（六）小针刀疗法

🥄 处方 179

在乳突下与下颌骨髁状突作一连线，在连线中点处。面部眉毛的正中点。用同身拇指标（掌侧向外）水平放在眼下，拇指掌侧指关节横纹垂直正对瞳孔，横纹上端在眼眶下缘中点，横纹下端即眶下孔凹陷处。在双侧鼻翼外缘中点平齐的鼻唇沟向内侧一点。颏唇沟中央凹陷处左右旁开 1 寸处。

【操作】（1）在乳突下与下颌骨髁状突作一连线，在连线中点处进针刀，针体与针刀刺入点平面垂直，针刀线与身体纵轴平行刺入 1~1.5cm，沿面神经干走行纵行剥离 2~3 刀。

（2）眼轮匝肌痉挛重者加以下两点：①在面部眉毛的正中点，或眶上缘中点正对瞳孔处入针刀，刀口线与眼轮匝肌纤维平行，刺入后调转刀口，向眉两旁垂直切断部分纤维。②用同身拇指标（掌侧向外）水平放在眼下，拇指掌侧指关节横纹垂直正对瞳孔，横纹上端在眼眶下缘中点，横纹下端即眶下孔凹陷处即为进针刀点（此为眶下神经起始部），刀口线与身体横轴平行，针体与针刀刺入点皮肤垂直，刺入 0.2~0.3 寸，先纵行再横行剥离 2~3 刀。

（3）面口肌痉挛重者可加以下两点：①嘱患者取仰靠位或仰卧位，在双侧鼻翼外缘中点平齐的鼻唇沟向内侧一点，用针刀向内上方刺入，刀口线与鼻翼线平行，刺入 0.5~1 寸，先纵行再横行剥离 2~3 刀。②在下颌部，下唇的下方，颏唇沟中央的凹陷处左右旁开 1 寸处，刀口线与口轮匝肌的肌纤维平行，刺入 0.3~0.5 寸，调转刀口垂直剥离 2~3 刀。

【适应证】久治不愈、顽固性面肌痉挛。

【注意事项】有艾滋病、结核等传染性疾病的患者，患有严重的血液系统、免疫系统疾病或恶性肿瘤患者应慎用。

【出处】《针灸临床杂志》2009，（9）：34-35.

（七）穴位埋线法

处方 180

患病侧迎香、神庭，对侧合谷，双侧足三里、神门。

【操作】选择以上穴位及患病侧的阿是穴，常规消毒后行穴位皮下埋线。

【适应证】肝郁气滞型面肌痉挛。

【注意事项】合并心脑血管、肝、肾等严重疾病者，处于妊娠期或哺乳期的妇女均应慎用。

【出处】《长春中医药大学学报》2011，27（4）：679-681.

（八）雷火灸

处方 181

迎香、太阳、颊车、地仓所围成的四边形。

【操作】先点燃灸药（临床常用赵氏雷火灸）顶端，将灸药插入单孔艾灸盒，距离灸盒底部 2~3cm，用大头针固定灸药，再将灸盒对准应灸部位，部位以取迎香、太阳、颊车、地仓所围成的四边形，每隔 5~10 分钟吹掉药灰，保持红火，放置 30 分钟，熏至皮肤发红、深部组织发热为度，结束后将灸药取出灸盒，手持灸条雀啄灸面部、外耳廓及耳后部位至潮红。每日 1次，每周 6 天，休息 1 天，7 天为 1 个疗程。

【适应证】各型面肌痉挛。

【注意事项】雷火灸温度较高，治疗过程中不断巡视，避免烫伤。

【出处】《实用中医药杂志》2014，30（7）：648.

（九）刺血疗法

🥣**处方 182**

患侧太阳、颧髎、尺泽穴。太阴型加双侧脾俞、足三里；少阴型加双侧肾俞、太溪；厥阴型加双侧肝俞、太冲。

【操作】皮肤消毒后以小号三棱针在所选穴位上快速点刺，待血流停止，每穴拔罐 2~5 分钟后起罐，清理血迹。

【适应证】面肌痉挛，辨证选穴。

【注意事项】妊娠或哺乳期女性及晕血患者慎用。

【出处】《上海针灸杂志》2013，32（4）：295.

综合评按：由于面肌痉挛病因较复杂，西医学对于本病的发病机制尚存在争议，无特殊有效的治疗方法，对于发病初期和症状轻微的患者，多是给予药物治疗，包括卡马西平、抗胆碱能类药物、巴氯芬、氯硝安定、氟哌啶醇、苯妥英钠等，但药物治疗效果欠佳，且不良反应大，特别是老年患者，容易出现眩晕、嗜睡、共济失调、无力等副作用。对于症状较重的患者，目前多采用微血管减压术、面神经梳理术、A 型肉毒杆菌毒素局部注射等治疗，以上方法虽能暂时缓解症状，但存在一定的手术风险及并发症，手术的创伤性也不易被患者所接受。中医认为，本病主要责之于肝肾，《素问·至真要大论篇》云："诸风掉眩，皆属于肝。"《素问·阴阳应象大论篇》云："风盛则动。"可见本病多由肝风内动所致，总的病机为肝肾阴虚，水不涵木，阴虚阳亢，浮阳不潜，久之营血暗耗，肝血不足，阴液枯竭，无以濡养筋脉，血不荣络，虚风内动，以致阳愈浮而阴愈亏，终致阴不制阳而发病。

中医外治法可以改善面部血液循环，刺激面部经络，从而抑制异常信号的传入，减轻肌肉痉挛和抽搐。近年来临床上诸多学者研究的外治方法不胜枚举，且都效果显著，外治法以其安全、无不良副作用而被广大临床患者所青睐，如今已作为一种较常用的治疗手段应用于临床当中。

第九节　耳鸣耳聋

耳鸣是指无外界声源刺激，主观上有声音鸣响，或如蝉鸣，或如潮声，其声或细或暴，静时尤甚，妨碍听觉；耳聋是指听力减弱，妨碍交谈，甚至听觉丧失，不闻外声，影响日常生活，症状轻者称"重听"。耳鸣可单独出现，或与耳聋同时并见，耳鸣可伴有耳聋，耳聋亦可由耳鸣发展而来。

耳鸣、耳聋既可是一个独立病症，又可继发于其他疾病，成为该病某阶段的临床表现之一。西医学中的五官科病变如外耳道炎、鼓膜病变（鼓膜穿孔、破裂等），各种病毒感染疾病（流感、病毒性腮腺炎、脑膜炎），药物（新霉素、链霉素、庆大霉素等）中毒引起内耳听神经损害，以及各种突发原因引起的内耳迷路供血障碍（外伤、爆震、精神紧张或高血压、动脉硬化、中风病、颈椎病、肿瘤等引起血循环障碍），凡出现以耳鸣耳聋为主要表现者，均可参照本节辨证论治。

1. 中医诊断

参照徐沛虎主编的《中医脑病学》。①自觉耳内鸣响，如闻潮声，或细或暴，妨碍听觉。②多见于中老年人，女性患者常于经期或绝经期耳鸣加重。③因外伤、药物中毒所致者，多有明确的外伤或用药史。④耳鸣可伴有不同程度的听力减退。

国家中医药管理局制订的有关暴聋和久聋的诊断依据如下。

（1）暴聋：①听力突然下降，1~2 天内下降到高峰，多单耳发病，或伴耳鸣，眩晕。②常有恼怒、劳累、感寒等诱因。③耳部检查：鼓膜多无明显变化，或鼓膜混浊。④听力检查：呈感音神经性聋。⑤应与耳眩晕、耳胀相鉴别。

（2）久聋：①以持续日久的听力下降为主要症状，或伴耳鸣或轻度眩晕。②起病缓慢，耳聋程度逐渐加重，部分患者因暴聋后长期不恢复成久聋。③常因使用耳毒性药物、年老体衰、营养不良等因素致病。④耳部检查有鼓膜少光泽，或有内陷、增厚、粘连、钙质沉着等表现。⑤听力检查呈感音神经性聋。⑥应与耳胀、耳闭、听神经瘤相鉴别。

2. 中医分型

参照徐沛虎主编的《中医脑病学》。

（1）实证：暴病耳聋或耳中发胀，鸣声不断，按之不减，耳中嘈杂，如蝉鸣、钟鼓或如水激等声。如肝胆之火上炎者，多见面赤，口苦咽干，烦躁易怒、脉弦；外感风寒所致者，多见寒热头痛，口渴，脉浮。

（2）虚证：症见鸣声时作时休，按之则轻，劳则加重。如肾虚者，兼见头昏，眠差，腰酸，遗精，带下，神疲，手足心热或腰膝足冷；若脾气虚弱者，兼见肢体倦怠，面黄肌瘦，或大便溏薄，脉大无力。

一、药物外治法

（一）塞耳法

处方 183

①枯矾 3g，黄连 3g，香油 25g。②芥菜籽 30g。

【用法】上方药物共研细粉，分别装在药棉球里，分塞在耳朵内，每晚睡前使用，次晨更换新的药棉球。

【适应证】方 1 用于耳聋伴有分泌物，方 2 适用于实证暴鸣暴聋。

【注意事项】塞耳时药棉大小适度，用力勿过重，避免损伤内耳膜。小儿慎用。

【出处】曲祖贻.《中医简易外治法》人民卫生出版社.

处方 184

巴豆仁、川椒、菖蒲各等份，全蝎、松香少许。

【用法】上药共研细末，用黄蜡为条，放耳内抽之，两耳交替，每日 1 次，每次抽 10 次，病愈即可。

【适应证】肾虚耳鸣耳聋。

【注意事项】本法一般用于中老年性耳聋，孕妇禁用。临证时还必须视病情轻重，酌情配合其他疗法，以求速效。有分泌物者慎用。

【出处】李超.《中医外治法类编》湖北科学技术出版社.

处方 185

丹参 15g，白术 15g，川芎、附子、蜀椒、大黄、干姜、巴豆、细辛、肉桂各 15g。

【用法】诸药切碎，以醋渍一宿，熬枯去渣，用猪脂炼成 1500g，同置银器中，微火熬成膏，倒入瓷盆中俟凝，绵裹如枣核大，塞入耳中，每日 1 枚，双耳交替使用。

【适应证】实证久聋。

【注意事项】塞药时，注意耳道深浅适中，勿误将药丸塞入内耳道。小儿使用本法应使其合作，耳内有分泌物时改用他法。

【出处】王光清.《中国膏药学》陕西科学技术出版社.

处方 186

石菖蒲、当归、细辛、白芷、附子各 45g。

【用法】诸药以微火煎，候香滤渣，倒入瓷盆中，俟凝，绵裹如枣核大，塞入耳中。

【适应证】风聋，症见耳中疼痛，牵及头痛，甚则聋闭不通。

【注意事项】纳药条时注意耳道深度，适中为宜；若双侧耳皆患病，应交替使用；耳内有分泌物禁用本法；孕妇慎用。

【出处】宋代赵佶编，王振国，杨金萍校.《圣济总录》上海科技出版社.

处方 187

巴豆仁、蜀椒、石菖蒲、全蝎、松香各等份。

【用法】上药共研细末，装瓶贮存备用。用时将黄蜡熔化和诸药做成药条，放入耳内，每日换药 1 次，7 日为 1 个疗程，间隔 3~5 天再使用。

【适应证】肾虚耳鸣、耳聋。

【注意事项】塞耳时药条大小适度，用力勿过重，避免损伤内耳膜；小儿慎用。

【出处】刘道青.《中国民间疗法》中原农民出版社.

（二）耳内吹粉法

处方 188

鲜黄花鱼的鱼枕石 10 块，冰片 1g。

【用法】将上药共研极细粉，过筛，贮瓶密封，用时将药粉少许，放在细竹管一端，或放在细纸卷的一头，将有药的一端对准耳孔，轻轻吹进耳内。

【适应证】实证耳聋。

【注意事项】吹药时动作轻柔，尽量将药物吹入耳道深部；耳道有损伤时禁用此法。

【出处】曲祖贻.《中医简易外治法》人民卫生出版社.

（三）药枕法

处方 189

柴胡、龙胆草、黄芩、青皮、胆南星、芦荟、黄连、青黛、大黄、木通、石菖蒲、皂角、细辛各 50g，全蝎 6 个。

【用法】诸药共研碎，用布袋装均匀，做枕睡，间日翻动布袋 1 次。10~15 日换药粉 1 次，病愈卸下药枕。

【适应证】实证肝胆火旺型耳鸣耳聋。

【注意事项】药枕以枕部舒适为度。

【出处】李超.《中医外治法类编》湖北科学技术出版社.

（四）穴位注射法

处方 190

甲钴胺注射液 1ml。

【用法】取四神聪、听宫、听会、翳风、曲池、合谷、中渚、耳鸣（耳尖上 2 寸）和静区（翳风直上平耳尖）。以 75% 乙醇棉球进行局部皮肤的常规消毒，选用 0.22mm×40mm 毫针快速刺皮进针，得气后采用捻转手法，以双向 360° 捻转幅度行针 1 分钟，促使针感向耳部方向传导。隔天施针 1 次，每次留针 60 分钟，每 30 分钟行针 1 次，6 次为 1 个疗程，共治疗 2 个疗程。于每次针刺结束后，取患侧听宫和翳风 2 穴，轮流以甲钴胺注射液 1ml 穴位注射，隔日 1 次，6 次为 1 个疗程，共治疗 2 个疗程。

【适应证】各型耳聋、耳鸣。

【注意事项】注射药物时，结合由简到繁的听力语言训练；儿童及孕妇慎用。

【出处】《老年医学与保健》2019，25（5）：651-653.

处方 191

甲钴胺注射液 1ml。

【用法】取听宫、翳风穴。患者取仰卧位，局部常规消毒后用 1ml 注射器抽取甲钴胺注射液 1ml，每穴分别注入 0.5ml。隔日治疗 1 次，5 次为 1 个疗程，疗程间隔 3 天。

【适应证】实证气闭暴鸣暴聋。

【注意事项】注意局部消毒，防止感染。

【出处】《新疆中医药》2013，31（6）：21-22.

（五）温筒灸法

处方 192

艾末 30g，磁石 15g，煅珍珠 10g，麝香 0.3g。

【用法】先将磁石烧成灰，与药调匀，用黄蜡融摊纸上，卷筒烧熏患耳，气通后以艾塞耳避风。

【适应证】实证气闭暴鸣暴聋。

【注意事项】当卷筒烧熏患耳时，谨防烫伤，气通后停止熏灸；若病重需间日使用；小儿、孕妇禁用。

【出处】李超.《中医外治法类编》湖北科学技术出版社.

（六）洗耳法

处方 193

苦参 20g，百部 30g，黄柏 15g，蛇床子 19g，白鲜皮、地肤子各 10g。

【操作】上药 1 剂水煎 100ml，静置弃渣取上清液，耳浴 10 分钟，1 日 2 次，连续用药 3~7 天。耳道皮肤恢复正常，无异常耳分泌物，无耳痒、渗液等症状，分泌物真菌培养正常为治愈。

【适应证】难治性真菌性外耳道炎所致的耳鸣、耳聋属实证者。

【注意事项】本法不适用于其他原因所致的耳鸣、耳聋。

【出处】《浙江中医杂志》2017，52（8）：563.

二、非药物外治法

（一）灸法

处方 194

听宫，翳风，听会，侠溪，中渚。肝胆火盛加行间、合谷、丘墟；外感风热加风池、合谷、曲池；肾虚加太溪、肾俞、关元；气虚加脾俞、足三里、气海。

【操作】按艾条温和灸法操作，每日施灸 1~2 次，每穴每次悬灸 5~10 分钟，7~10 日 1 个疗程或病愈为止。

【适应证】各型慢性耳鸣、耳聋。

【注意事项】小儿或患有皮肤感觉减弱者慎用。

【出处】章逢润，耿俊英 .《中国灸疗学》人民卫生出版社 .

处方 195

【操作】用小刀将苍术削成圆锥形，底面用针刺数小孔，然后塞进外耳道，将艾炷置于苍术上点燃施灸。每次施灸 5~7 壮，每日或隔日灸治 1 次，10 次为 1 个疗程，疗程间隔 5~7 天。

【适应证】实证耳鸣、耳聋。

【注意事项】孕妇不宜使用。

【出处】田从豁，臧俊岐 .《中国灸法集粹》辽宁科学技术出版社 .

处方 196

耳门，听宫，听会，翳风，中渚，耳中阿是穴。耳聋甚者加合谷、外关、肾俞、偏历；肝胆火盛加陵下、行间、合谷；外感风邪加外关、合谷；肾虚加太溪、肾俞。

【操作】每次选用 2~4 个穴位，交替使用，每穴每次施灸 5~7 壮，耳部周围腧穴用小艾炷，如黄豆或麦粒大，其他腧穴艾炷如枣核大，隔生姜片灸。每日或隔日灸 1 次，7~10 次为 1 个疗程，疗程间隔 3~5 天。

【适应证】实证耳鸣耳聋。

【注意事项】本病易复发，须坚持较长时间治疗；对顽固性耳鸣患者，在应用本法的同时，指导患者配合自我鼓膜按摩，其方法是用两手掌捂于两耳上，一按一松，每日 2~3 次，每次 10~30 下，可提高效果。

【出处】田从豁，臧俊岐.《中国灸法集粹》辽宁科学技术出版社.

（二）太乙神针法

处方 197

百会。

【操作】用龙胆紫标出百会穴，去穴周头发如中指指甲大。取太乙神针（艾绒、硫黄、麝香、乳香、没药、松香、桂枝、杜仲、枳壳、皂角、细辛、川芎、独活、雄黄、白芷、全蝎），首次 2 壮合放于穴上，燃其半即压熄，复添 1 壮，依次递加，每次压灸 15~30 壮。若病未愈，间隔 5~7 天可再灸 1 次。

【适应证】虚证耳鸣、耳聋。

【注意事项】使用时，患者感觉灼痛时，立即报告医者；灸后半个月内不洗头，如形成灸疮尤应注意清洁，无需特殊处理；小儿慎用。

【出处】刘道青.《中国民间疗法》中原农民出版社.

（三）针刺疗法

处方 198

风池（患侧），百会，听宫（患侧），率谷，翳风。

【操作】选 3~4 个穴位，交替选用。先使用左手拇指或食指进行切按，然后右手把毫针刺入穴内，左手加重压力，右手使劲向前拧转 9 下，使针下沉紧。针拉感应的地方，行小幅度提插 9 下，拇指向着前连续拧转 9 下，寻找有感应的地方进行推努守气，针下沉紧。使用押手并关闭的方式，让针感应到病位。守气 60 秒。留针，慢慢出针，压针孔。引导患者取正坐位，取患侧风池穴，进针 10~20mm，得气之后，压着拇指，向着同侧进行耳部推努，传输到耳中，守气 60 秒之后出针。接着选取 3~4 个配穴，进针 12~25mm，均匀捻转之后，留针 30 分钟，10 分钟针刺 1 次，1 日 1 次，10 次为 1 个疗程，每个疗程间歇 2~3 天。

【适应证】突发性耳鸣耳聋属实证者。

【注意事项】针刺风池穴时当注意进针角度，防止针刺过深或角度偏差而损伤延髓。

【出处】《中医研究》2020，（7）：48-51.

（四）耳周围刺法

处方 199

耳前三穴（耳门、听宫、听会），率谷，天冲，头窍阴，完骨。肾精亏损型取绝骨、太溪；外感风热型取外关、合谷；肝火上扰型取太冲、足临泣；脾胃虚弱型取足三里、三阴交；痰火瘀结型取丰隆、阴陵泉。

【操作】耳前三穴在针刺时微张口，直刺 0.5~1 寸，以患者自觉耳内有胀感为宜；率谷、天冲、头窍阴、完骨均平刺 0.5~1 寸，率谷透天冲，天冲透头窍阴，头窍阴透完骨。每日针刺治疗 1 次，每次留针 40 分钟，中间行针 1 次，以 6 转/秒捻转，耳前三穴以针感向耳内传导为度，余穴行针 15 秒，3 天为 1 个疗程，一般治疗 2~3 个疗程。配穴根据病情虚实，依据顺经为补、逆经为泻的原则，选用虚补实泻手法以增强疗效。

【适应证】各型神经性耳鸣耳聋。

【注意事项】注意局部消毒，防止感染，另本法可配合药物治疗。

【出处】《针灸临床杂志》2014，30（6）：55-57.

（五）穴位注射配合红光照射

处方 200

甲钴胺注射液 1ml，利多卡因注射液 1ml。

【操作】患者取侧卧位或坐位，局部常规消毒后，用 5ml 注射器（5 号针头）抽取甲钴胺注射液 1ml、利多卡因注射液 1ml，采用张口取穴法取听会穴、翳风穴，直刺进针 1.5~2cm，患者产生酸胀痛感，回抽确认无回血后，缓慢推注，每穴注射 1ml 药物，退针后局部形成一包块，用消毒棉签按压穴位 1~2 分钟，嘱患者勿自行压揉，任其自然吸收，2 小时内勿洗脸，1 日 1 次，同时每日给予患侧耳部红光照射，输出功率 5W，光源距耳部距离约 10cm，照射时间为 15 分钟，7 天为 1 个疗程。

【适应证】各型神经性耳鸣耳聋。

【注意事项】注意防止温度过高或时间过长而局部烫伤。

【出处】《武警医学》2014, 25（8）: 830-831.

（六）蜂针联合温针灸

🥣处方201

患侧翳风、听宫, 太溪（双侧）, 足三里（双侧）, 百会, 完骨（患侧）。

【操作】取患侧的翳风及听宫进行蜂针治疗, 采用活蜂（中华蜜蜂）, 每次 1 只 / 耳。运用一根蜇针刺 2 个穴位的方法, 当蜇针刺入翳风后, 即刻用镊子将蜇刺完整拔出, 再刺入听宫, 留针 10 分钟后拔蜇针（下次则先针听宫穴, 交替使用）。然后嘱患者取仰卧位, 选择双侧太溪、足三里, 百会及患侧完骨进行温针灸治疗。蜂针每周 1 次, 温针灸隔 2 天治疗 1 次, 共治疗 4 周。

【适应证】神经性耳鸣耳聋属实证者。

【注意事项】蜂针治疗前应当进行蜂敏试验, 过敏者禁用本法。

【出处】《广州中医药大学学报》2019, 36（11）: 1749-1752.

（七）针刺结合耳部灸法

🥣处方202

风市, 肾关, 听会, 颞后线。

【操作】先直刺风市穴 1.5~2 寸, 得气后针尖逆经而刺, 行泻法, 结合循法使针感向上传导为佳。后直刺肾关 1.2~1.5 寸, 行补法。平刺颞后线 1~1.5 寸, 行循法使针感传至耳部。直刺听会穴, 使耳部有酸胀感。后选择与耳孔大小适合、3~4cm 中空竹节, 竹节一半削半, 后放置艾绒点燃, 竹节完整一端插入外耳道, 使艾绒温热传入耳内, 艾绒燃尽后更换 4~5 次, 30 分钟为 1 个疗程, 治疗 10 次为 1 个疗程。

【适应证】各型神经性耳鸣耳聋。

【注意事项】注意防止局部烫伤。

【出处】《中国民族民间医药》2014,（3）: 68.

（八）雷火灸联合声治疗

处方 203

耳前三穴（耳门、听宫、听会），翳风，百会。

【操作】点燃雷火灸灸条（含艾绒、沉香、木香、乳香、茵陈、羌活、干姜、穿山甲、麝香，其中穿山甲现以他药代之），距离皮肤 2cm 左右，对两侧耳前三穴先后上下移动纵向施灸约 15 分钟（一侧耳鸣先灸患侧，再灸健侧），灸至耳内发热，然后对两侧翳风穴行温和灸（先患侧，再健侧），距离皮肤 3cm 左右，避开毛发，灸 10 分钟左右，至局部皮肤发红，最后距皮肤 3cm 左右对百会穴行温和灸 10 分钟，使局部有温热感。在雷火灸治疗后给予声治疗，每次治疗 30 分钟，每日 1 次，10 次为 1 个疗程，连续治疗 3 个疗程，疗程间休息 1 天。

【适应证】各型神经性耳鸣耳聋。

【注意事项】注意防止局部烫伤。

【出处】《上海针灸杂志》2019，38（5）：525-528.

（九）低频重复经颅磁刺激联合高压氧疗法

处方 204

【操作】高压氧治疗，压力控制在 0.2MPa，加压 20 分钟，随后给予患者吸氧，中间休息 10 分钟，休息后降压 30 分钟，每天治疗 1 次，持续治疗 10 天。低频重复经颅磁刺激联合高压氧治疗，磁刺激器及相关线圈出于丹迪公司，线圈为"8"字形，单侧内径为 10mm，外径为 50mm。治疗时引导患者坐在治疗椅上，叮嘱患者放松，取圆形线圈手柄，确定国际脑电图 10-20 系统右后颞 T5 中心、左中央 C3 位置，手柄朝上放置，双侧耳鸣放置在病情较重区域，同头皮相切。合理设定参数，频率为 1Hz，刺激强度为静息运动阈值 80%。每周治疗 5 次，每次刺激 40×40 次，持续治疗 4 周。

【适应证】各型神经性耳鸣。

【注意事项】经颅磁刺激强度存在个体耐受差异，具体操作时可适当调整。

【**出处**】《全科口腔医学电子杂志》2019，6（31）：197-198.

综合评按：耳鸣耳聋因致病因素复杂，很多疾病、药物都能导致耳鸣、耳聋的发生。中药外用治疗耳鸣、耳聋，可缩短显效时间，扩大用药范围。尤其是选用耳部用药，如塞、吹、捻、插等，能直达病所，且携带方便，疗效显著。灸法、药枕、穴位注射诸法具有廉、便、效、验等特点，独施其长，效如桴鼓。随着医疗技术的发展，诸如经颅刺激仪、微波、耳红光等治疗方法亦对耳鸣有较好的疗效，可配合传统外治法使用，以提高疗效。

此外，对耳鸣、耳聋患者，首先明确诊断，做脑部相关影像学及听力检查，以除外急性中枢神经系统病变。对于久鸣、久聋患者，除药物治疗外，同时嘱患者注意饮食，起居调摄，加强体育锻炼，建议其长期练习气功、太极拳等，或戒除烟、酒，这些都是提高疗效不可忽视的环节，能更好地发挥中医外治法的作用。

第十节　偏头痛

偏头痛是一种周期性发作的神经-血管功能障碍引起的头痛，以反复发作的一侧或两侧搏动性头痛为主要表现，具有病程长、间歇性反复发作、缠绵难愈的特点。偏头痛的病因尚未完全明了，其发生与遗传、内分泌、代谢、饮食、精神等因素有关。偏头痛的发病机制大体上可概括为血管源学说和神经源学说两大类。本病属于中医学的"头风""头痛""偏头风"等范畴。

1. 临床诊断

无先兆偏头痛诊断标准如下。

（1）符合特征 2~4 的至少 5 次发作。

（2）头痛发作（未经治疗或治疗无效）持续 4~72 小时。

（3）至少有下列中的 2 项头痛特征：①单侧性。②搏动性。③中或重度头痛。④日常活动（如步行或上楼梯）会加重头痛，或头痛时会主动避免此类活动。

（4）头痛过程中至少伴有下列 1 项：①恶心和（或）呕吐。②畏光和畏声。

（5）不能归因于其他疾病。

伴典型先兆的偏头痛诊断标准如下。

（1）符合特征 2~4 的至少 2 次发作。

（2）先兆至少有下列中的 1 种表现，但没有运动无力症状：①完全可逆的视觉症状，包括阳性表现（如闪光、亮点或亮线）和（或）阴性表现（如视野缺损）。②完全可逆的感觉异常，包括阳性表现［如针刺感和（或）阴性表现（如麻木）］。③完全可逆的言语功能障碍。

（3）至少满足以下 2 项：①同向视觉症状和（或）单侧感觉症状。②至少 1 个先兆症状逐渐发展的过程 ≥ 5 分钟，和（或）不同的先兆症状接连发生，过程 ≥ 5 分钟。③每个先兆症状持续 5~60 分钟。

（4）在先兆症状同时或在先兆发生后 60 分钟内出现头痛，头痛符合无先兆偏头痛诊断标中的 2~4 项。

（5）不能归因于其他疾病。

2. 中医分型

（1）寒凝肝脉证：多见于发作期，常因感受寒邪诱发，头痛较剧，呈掣痛，多位于巅顶，面色发青，呕吐清水痰涎，甚至四肢厥冷，或兼口唇青紫或紫暗，舌质淡暗或青紫，苔薄白，脉沉细弦。

（2）肝阳上亢证：多见于发作期，常因情志过极、劳累过度等诱发。头痛常于大怒或劳累后突然出现，一侧尤甚或两侧跳痛或胀痛，伴头晕或目眩，常波及巅顶，颜面潮红，眼目抽痛，心烦易怒，夜眠不宁或兼胁痛，口干口苦，尿赤，便秘，舌红或绛，苔薄黄，脉弦或弦数。

（3）风痰上扰证：多见于发作期，常因情志不遂、劳逸过度或饮食不节等诱发。头痛突然出现，起止无常，头部昏痛或胀痛，头重如裹，胸脘满闷，恶心，呕吐痰涎，口淡食少，或口中黏腻，口苦，大便不爽，舌胖大，苔白腻或黄腻，脉弦滑或弦滑数。

（4）瘀血阻络证：发作期和缓解期均可见到。多为病程日久患者，头痛反复，痛如锥刺，或左或右，固定不移，经久不愈，面色晦滞，妇女行经色暗或夹血块，唇舌紫暗或见瘀斑，舌紫暗，有瘀点或瘀斑，脉细涩。

（5）气血不足证：多见于缓解期，患者多为脑力劳动者，饮食、作息无常。头痛隐隐，反复发作，遇劳加重，心悸，食少纳呆，夜眠易醒或多梦，神疲乏力，或自汗气短，面色苍白，舌质淡，苔薄白，脉沉细而弱。

（6）肝肾亏虚证：多见于缓解期，头痛隐隐且空，每兼眩晕，时轻时重，腰膝酸软，遗精带下，视物模糊，耳鸣少寐，五心烦热，口干，舌红少苔，脉弦细或细数。

一、药物外治法

（一）穴位贴敷法

处方 205

头风膏：川乌，白附子，生胆南星，川芎，细辛，樟脑，冰片。

【用法】上药等份研碎为末，过 120 目筛，使用时取其粉末适量，以蜂蜜调成糊状，置于直径约 1.5cm 的胶布上，将药物连同胶布一起贴于两侧的太阳穴，每次贴敷 6~8 小时，每日 1 次，5 次为 1 个疗程，疼痛停止后继续巩固治疗 1 个疗程。

【适应证】寒凝肝脉型和风痰上扰型偏头痛。

【注意事项】皮肤红肿痒痛时禁用，治疗期间忌食腥、冷、辛、辣食物。

【出处】《中医外治杂志》2003，12（1）：14-15.

（二）塞鼻法

处方 206

塞鼻散：羌活 10g，川芎 10g，冰片 1g。

【用法】上药共研细末，密封贮存。用时取药末 1g，纱布包裹，塞入鼻腔，右侧头痛塞左鼻，左侧头痛塞右鼻。一般塞 10~20 分钟，每日 2 次。7 天为 1 个疗程。

【适应证】各型偏头痛。

【注意事项】治疗期间忌食腥、冷、辛、辣食物。

【出处】《中国中医急症》2006，15（7）：686.

🥣 **处方 207**

滴鼻剂：川芎，钩藤，白芷，羌活，细辛，菊花，冰片。

【用法】以上方药按常规加工制成滴鼻剂，使用时鼻腔每次滴入 2~3 滴，每日 3~5 次，或将药液滴在脱脂棉球上塞鼻，左侧头痛塞右鼻，右侧头痛塞左鼻，全头痛左右鼻交替使用。每次 30 分钟，7 天为 1 个疗程，观察 1~2 个疗程。

【适应证】寒凝肝脉型偏头痛。

【注意事项】治疗期间忌食腥、冷、辛、辣食物。

【出处】《山东中医杂志》2002，21（10）：626.

二、非药物外治法

（一）针刺疗法

🥣 **处方 208**

患侧太阳穴及双侧风池。肝阳上亢型加率谷、合谷、太冲、中渚；痰浊上扰型加内关、足三里、三阴交、阴陵泉、丰隆；瘀血阻络型加合谷、膈俞、血海；气血亏虚型加足三里、三阴交、膈俞、脾俞。

【操作】穴位局部常规消毒，快速针刺，除精血不足用补法外，均用泻法，提插捻转，强刺激。留针 30~50 分钟，每 10 分钟行针 1 次。每日 1 次，10 次为 1 个疗程。

【适应证】各型偏头痛。

【注意事项】皮肤红肿痒痛时禁用，治疗期间忌食腥、冷、辛、辣食物。

【出处】《医学理论与实践》2009，22（5）：544.

（二）电针法

处方 209

率谷，瞳子髎，风池，脑空。

【操作】常规穴位消毒后，率谷穴平刺 13~25mm，针尖水平向前，瞳子髎穴平刺 15~25mm，针尖水平向后，风池穴斜刺 20~30mm，针尖微向下指向鼻尖，脑空穴平刺 25~40mm，针尖指向风池穴方向。上述穴位针刺得气后连接电针仪（选取 KDW-808 Ⅱ 型脉冲电针仪），率谷和瞳子髎为一组，率谷连接正极，瞳子髎连接负极；风池和脑空为一组，脑空连接正极，风池连接负极。采用密波进行治疗，频率为 100Hz，因患者的个体差异性，在治疗期间可适当调整电针仪强度。治疗时间为 30 分钟，每天针刺 1 次，针 6 日休息 1 日，1 周为 1 个疗程，共治疗 4 个疗程。

【适应证】各型偏头痛。

【注意事项】皮肤红肿痒痛时禁用，治疗期间忌食腥、冷、辛、辣食物。

【出处】《针灸临床杂志》2019，36（5）：33-35.

（三）耳穴压豆疗法

处方 210

神门，皮质下，耳尖，胃，肝，交感。

【操作】用耳穴探测仪先找准穴位，然后用 75% 乙醇消毒皮肤，将王不留籽或绿豆粒分为两半，贴在 0.6cm×0.6cm 的胶布中间，对准穴位贴上，让患者用手指按压，1 日 4 次，每次 3~5 分钟，每贴压 1 次可持续 3 天，再行第 2 次压豆，7 次为 1 个疗程，间隔休息 3 天，再行第 2 个疗程。

【适应证】各型偏头痛。

【注意事项】皮肤红肿痒痛时禁用，治疗期间忌食腥、冷、辛、辣食物。

【出处】《针灸临床杂》2000，16（6）：43-44.

（四）刺血疗法

处方 211

患侧颞浅动、静脉顶支和额支。

【操作】患者仰卧，头转向健侧，取颞浅动、静脉顶支和额支，在血管分叉处选定为刺络点，一般每次取 3~5 点，头痛剧烈属体质壮实、初次刺血者可多刺至 10 点，局部脉络不甚显露，可稍作按摩或轻轻拍打使之显露。瘀络常规消毒后，医者右手拇、食指持一次性无菌注射器针头点刺出血 5~10 滴。若出血过多，可用消毒棉球压迫刺点止血。刺完后以安尔碘涂刺血点以防感染。隔日 1 次，共 3 次为 1 个疗程。1 个疗程治疗未愈者，休息 5 天后再行下 1 次疗程，共治疗 2 个疗程。

【适应证】瘀血阻络型偏头痛。

【注意事项】皮肤红肿痒痛时禁用，治疗期间忌食腥、冷、辛、辣食物。

【出处】《中国民族民间医药》2012，（2）：76.

处方 212

头部的督脉、膀胱经、胆经循行部位，颈后部，阿是穴。

【操作】令患者取坐位，将患侧穴位常规消毒。用七星针沿患侧头部的督脉、膀胱经、胆经依次由前发际向后发际叩刺，颈后部取颈 1~7 椎两侧，由上向下叩刺，每针间距约为 1cm，每条经叩刺 3~5 遍。在四神聪、太阳、率谷、悬颅、颔厌、风池穴处用丛针中度叩刺 10~20 次，以微微出血为度，阿是穴处需重度叩刺，以出血为度。健侧头部的督脉、膀胱经、胆经则予轻度叩刺，以头皮潮红为度，每日 1 次，10 日为 1 个疗程。

【适应证】瘀血阻络型偏头痛。

【注意事项】皮肤红肿痒痛时禁用，治疗期间忌食腥、冷、辛、辣食物。

【出处】《中国针灸》2001，21（3）：189-190.

处方 213

阿是穴，患侧头部少阳经穴位。

【操作】用梅花针从阿是穴叩起，然后循患侧头部少阳经叩刺，约 10 分钟后，穴取头维、风池、阳辅、率谷、目窗、角孙、太阳、曲池、合谷，留针时选率谷、角孙、目窗、头维施灸。

【适应证】瘀血阻络型偏头痛。

【注意事项】皮肤红肿痒痛时禁用，治疗期间忌食腥、冷、辛、辣食物。

【出处】《中国针灸》2009，29（10）：794.

综合评按：中医外治法治疗偏头痛方法各式各样，不良反应少，而且不管是即时镇痛效果还是远期疗效都相对较好。虽然中医外治方法琳琅满目，不管是普通针刺、电针、刺络放血、耳针、穴位注射、埋线还是艾灸，其主要机制都是通过疏通经络、调畅气血，从而平衡人体阴阳，达到邪去正安的目的。不过，由于多属于经验性治疗，没有形成系统的理论体系，并且许多治疗方法操作繁琐，剂型制作复杂，用药范围宽泛，给治疗带来许多不便。因此，今后须开发既有疗效又方便使用的治法及药物，并制定客观的疗效标准。

第十一节　三叉神经痛

三叉神经痛分为原发性和继发性。原发性三叉神经痛又称"痛性痉挛"，是国际公认的疑难杂症之一。原发性三叉神经痛多为典型三叉神经痛，好发于 40 岁以上人群。继发性三叉神经痛多为非典型三叉神经痛，好发于 40 岁以下人群。原发性三叉神经痛临床表现为面颊、上下颌及舌部明显的剧烈电击样、针刺样、刀割样或撕裂样疼痛，持续数秒或 1~2 分钟，突发突止，间歇期正常。病程呈周期性，发作可为数日、数周或数月不等，缓解期如常人。随着病程迁延，发作次数逐渐增多，发作时间延长，间歇期缩短，甚至为持续性发作，很少自愈。继发性三叉神经痛系指有明确的病因，如颅底或脑桥小脑角的肿瘤、转移瘤和脑膜炎、脑干梗死、多发性硬化、延髓空洞症等侵犯三叉神经的感觉根或髓内感觉核而引起的疼痛，多伴有邻近结构的损害和三叉神经本身的功能丧失。本病属中医"头痛""偏头痛""面痛""风痛""面风病""面颊痛""眉棱骨痛""齿痛"等范畴，中医学认为本病多与外感风邪、情志不调、外伤等因素有关。

1. 临床诊断

参照 2013 年国际头痛协会（IHS）关于三叉神经痛的分类，符合下列条文中的 3 点即可以诊断为原发性三叉神经痛。

（1）3 次以上的单侧颜面部突发疼痛病史，并符合（2）和（3）的标准。

（2）单支或多支发病，发病部位不超过三叉神经分布部位。

（3）疼痛特点至少有下 4 种中的 3 种：①同一发病部位反复发作阵发性疼痛，持续 1~120 秒。②疼痛剧烈。③感觉为尖锐疼痛，常为电击样、射击样、电针样、刀割样。④疼痛有扳机点，常位于眼角、眉弓、鼻翼旁、嘴角等。

（4）临床上无神经系统异常特征。

2. 中医分型

参照第 7 版《针灸学》。

（1）风寒外袭证：多有感受风寒史，畏寒怕冷，多遇寒病情骤发，面颊剧痛难忍，得热则减，面颊常怕风，伴有鼻塞流涕，苔薄白，脉浮紧。

（2）风热上犯证：常遇风得热引发，面部痛如火灼，遇热加重，得凉稍减，口干喜冷，大便干，小便黄，舌边尖红，苔薄黄，脉浮数。

（3）胃火上冲证：患者素有蕴热，胃热熏蒸，风火上升而致，症状为面颊部阵发性灼热样剧痛，面红目赤，牙龈肿痛，口臭便秘，舌红苔黄，脉滑数或洪数。

（4）气血瘀滞证：久病入络或有外伤史，头面部刺痛或如刀割样，部位固定不移，夜间痛甚，舌边或舌尖多有瘀斑或瘀点，苔薄白，脉沉涩。

一、药物外治法

（一）药物吸入法

🥣**处方 214**

白芷、细辛、辛夷、鸡血藤、冰片等。

【用法】以上中药按比例配制，白芷 20%~80%，细辛 20%~30%，辛夷

10%~20%，鸡血藤 15%~30%，冰片 10%~15%。将白芷、细辛、辛夷、鸡血藤洗净晒干，粉碎过 80 目筛，除去残渣和纤维状物后再混合冰片磨成细粉，过 120 目筛，经过 -15℃低温灭菌，装瓶密封备用。用棉棒沾少量此药物，置入患者患侧鼻孔内，让患者轻吸即可。每日数次，5 天为 1 个疗程。

【适应证】风寒外袭型原发性三叉神经痛。

【出处】《中西医结合心脑血管病杂志》2009，（11）：1380.

（二）穴位注射法

处方 215

维生素 B_1、维生素 B_{12} 和 2% 的利多卡因注射液。选穴：患侧颧髎、合谷和牵正。

【用法】用一次性 5ml 注射器抽取维生素 $B_1$0.5ml、维生素 B_{12}0.5ml 和 2% 的利多卡因 1ml。所取穴位进行常规消毒，颧髎直刺 0.5~1 寸，合谷直刺 0.5~1 寸，牵正向前斜刺 0.5~0.8 寸，得气回抽无血后再缓慢注入药液，每穴注入 0.6~0.7ml，3 天注射 1 次，每个疗程 4 次。

【适应证】风寒、风热、胃火上冲、气血瘀滞型原发性三叉神经痛。

【注意事项】刺入穴位得气后回抽无血时方可注射药液；年老体弱及初次接受治疗者最好取卧位，注射部位不宜过多，以免晕针。

【出处】《中医临床研究》2012，（8）：39.

处方 216

维生素 B_{12} 注射液、利多卡因注射液。选穴：蝶腭（下关穴前 1 寸），上关。

【用法】取无菌注射器抽吸维生素 B_{12} 注射液 1ml 加利多卡因注射液 1ml，常规消毒后从蝶腭穴垂直进针，待患者产生灼热感后斜向后上方沿皮下透达上关穴。注意避开局部血管，抽无回血后方可推注药物，边退针边注射。4 日 1 次，5 天后再巩固治疗 1 次。

【适应证】原发性三叉神经痛，对一般疗法不能控制的第 1 支、第 2 支分布的面部皮肤区疼痛疗效好。

【注意事项】刺入穴位得气后回抽无血时方可注射药液；年老体弱及初

次接受治疗者最好取卧位，注射部位不宜过多，以免晕针。

【出处】《上海针灸杂志》2013，（6）：425.

处方 217

维生素 B$_{12}$ 注射液、利多卡因注射液。

第 2 支痛取迎香透四白，第 3 支痛或 2、3 支合并痛取地仓透颊车、夹承浆。

【用法】取维生素 B$_{12}$ 注射液 1ml，2% 利多卡因注射液 1ml，两者相配成混合液，用 5 号一次性注射器抽取药液。患者取仰卧位，皮肤常规消毒，对准穴位快速刺入皮下，缓慢进针，轻轻上下提插，待出现酸胀或麻或触电样针感后，回抽无血则将 1ml 混合药液注入。出针后在患侧寻找压痛点，用同样的方法将混合液注入，隔日注射 1 次，10 次为 1 个疗程。1 个疗程结束后，休息 5~7 天，再开始下 1 个疗程。

【适应证】风寒、风热、胃火上冲、气血瘀滞型原发性三叉神经痛。

【注意事项】刺入穴位得气后回抽无血时方可注射药液；年老体弱及初次接受治疗者最好取卧位，注射部位不宜过多，以免晕针。

【出处】《上海针灸杂志》2005，（1）：20.

处方 218

野木瓜注射液。主穴取下关，第 1 支痛取鱼腰、太阳，第 2 支痛取迎香、颧髎，第 3 支痛取颊车、承浆。

【用法】取一次性注射器和 5 号针头抽取野木瓜注射液 2ml，穴位常规消毒后下关穴直刺 15~25mm，待有酸胀感后回抽无血则缓慢注射药液，其余每穴 0.5ml，隔日注射 1 次，20 天为 1 个疗程。

【适应证】风寒、风热、胃火上冲、气血瘀滞型原发性三叉神经痛。

【注意事项】刺入穴位得气后回抽无血时方可注射药液；年老体弱及初次接受治疗者最好取卧位，注射部位不宜过多，以免晕针。

【出处】《陕西中医》2012，（10）：1392.

处方 219

利多卡因注射液。主穴取翳风、对侧合谷。第 1 支痛加患侧鱼腰、阳白、太阳、攒竹；第 2 支痛加患侧下关、颧髎、迎香、巨髎；第 3 支痛加患侧下关、地仓、颊车、承浆。

【用法】将针头迅速刺入穴位处皮肤，得气后回抽针芯，无回血后即可注入药液。头面部用 1ml 注射器，每穴 0.5ml，合谷穴用 5ml 注射器注入 2ml。嘱患者舒适体位休息 10 分钟方可离开。疗程间隔 7 天治疗 1 次，连续治疗 3 次。

【适应证】风寒、风热、胃火上冲、气血瘀滞型原发性三叉神经痛。

【注意事项】刺入穴位得气后回抽无血时方可注射药液；年老体弱及初次接受治疗者最好取卧位，注射部位不宜过多，以免晕针。

【出处】《中医临床研究》2018，（28）：142.

（三）耳穴注射疗法

处方 220

盐酸利多卡因注射液。主穴：三叉点（在对耳屏脑点与平喘点之间找敏感点或压痛点）。配穴：神门，皮质下，上颌或下颌（三叉神经痛为第 2 支痛时取上颌，第 3 支痛时取下颌，第 2 支与第 3 支同病，则上、下颌都取），胃。

【用法】局部常规消毒，用皮内注射针取盐酸利多卡因注射液 0.1ml，在三叉点行严格皮内注射。每日 1 次，或隔日 1 次，连续 5 次为 1 个疗程。在主穴治疗完毕后，用王不留行籽在配穴做穴位贴敷，保留 3~4 天。

【适应证】对早期或单支的原发性三叉神经痛，症见反复发作的短暂的电灼样、刀割样、撕裂样阵发性剧痛，并伴有面部发红、流涎等症状。

【注意事项】治疗期间避免情绪激动，不吃刺激性食物，劳逸结合，避免受寒。

【出处】《河北中西医结合杂志》1999，（5）：785.

（四）穴位贴敷法

处方 221

川芎、川乌、草乌、附子、细辛、薄荷各 50g。第 2 支：迎香，四白，角孙；第 3 支：下关，颊车，翳风；第 1 支：攒竹，阳白，丝竹空。

【用法】将上述药物研粉，置于药钵，加醋适量，配成稠糊状，将药糊置于空白贴，要求呈圆形，直径1.5cm，厚度3mm，备用。患者取侧卧位，患侧朝上，将药贴贴于穴位处，初次贴敷时间为45~60分钟，以后可延长至1.5~2小时，以患者面部有灼热感或皮肤发红为度。每天2次，连续贴敷2周。

【适应证】风寒外袭、气血瘀滞型原发性三叉神经痛。

【注意事项】皮肤过敏或溃疡者禁用；本品药物有小毒，治疗过程中如有不适，立即取下。

【出处】《湖南中医药大学学报》2018，（1）：65.

处方 222

壮骨麝香止痛膏。

【用法】采用壮骨麝香止痛膏，取1贴，剪成多个2cm×2cm的小方块，局部皮肤清洗干净后以下关穴为主穴，分别按神经分支所支配的不同区域（病变后出现疼痛的区域）配以阳白穴、四白穴、承浆穴贴敷。每24小时更换1次，每次更换后休息1小时（防止过敏），连续贴敷5次后改为隔日1次贴敷，30日为1个疗程。

【适应证】风寒、风热、胃火上冲、气血瘀滞型原发性三叉神经痛。

【注意事项】皮肤过敏或溃疡者禁用。

【出处】《针灸临床杂志》2011，（5）：1.

处方 223

川乌、草乌各15g。

【用法】将药研成细末。老巢脾50g、植物油100g放入锅内文火煎熬10分钟，经过滤后，将药粉放入调匀成软膏，贴敷于太阳、下关、颊车、阿是等穴，每次选1~2个穴位，每天换药1次，7日为1个疗程。

【适应证】风寒外袭、气血瘀滞型原发性三叉神经痛。

【注意事项】皮肤过敏或溃疡者禁用；本品药物有小毒，治疗过程中如有不适，立即取下。

【出处】《中国蜂业》2011，（5）：32.

（五）熏耳法

🥣 处方 224

透骨草 30g，川芎、细辛、白芷各 6g，白僵蚕 1 个。

【用法】将上药纳砂锅内，煮沸数分钟，取 1 张厚纸，中间打孔约手指大，覆锅上，熏痛侧耳孔及疼痛部位，1 次 10~20 分钟，每日 2~3 次，每剂药用 2~3 天。

【适应证】风寒外袭型原发性三叉神经痛。

【注意事项】注意距离合适，防止烫伤。

【出处】《祝您健康》2006，（5）：29.

（六）塞鼻法

🥣 处方 225

正天丸 6g，冰片 1g。

【用法】正天丸 6g，冰片 1g，共研细末，用时取药末 1g，纱布包裹塞患侧鼻腔，每日 1 次，塞鼻 1~2 小时取下，7 天为 1 个疗程，可连用 1~3 个疗程。一般用药 1~3 天起效。

【适应证】胃火上冲型、气血瘀滞型三叉神经痛，对偏头痛、紧张性头痛也有效。

【注意事项】用药期间应避风寒，禁食生冷。

【出处】《家庭中医药》2017，（9）：42.

（七）敷脐法

🥣 处方 226

乳香 100g，没药 100g，加入米醋 500ml，浸泡 15 天后取醋液备用。1 号药制备：穿山甲（现以他药代之）100g，厚朴 100g，白芍 120g，粉碎后过 200 目筛，加入山楂浸膏 10g，甘草浸膏 5g，冰片 2g，鸡矢藤挥发油 5ml，再加入乳香、没药醋液 70ml，混合均匀后烘干备用。2 号药制备：胆南星 100g，明雄黄 100g，醋芫花 1500g，粉碎后过 200 目筛，加白胡椒挥发油 2ml，马钱子总碱 4mg，混匀后烘干备用。

【用法】先以 1 号药 5g 以黄酒适量调糊敷脐 5 天，后换 2 号药 3g 以黄酒适量调糊敷脐 5 天，10 天为 1 个疗程，连敷 2 个疗程。

【适应证】原发性三叉神经痛，对第 1 支、第 2 支、第 3 支及中重度疼痛均有效。

【注意事项】皮肤感觉减退者慎用。

【出处】《中国实用神经疾病杂志》2012，（19）：64.

（八）中药熏洗法

处方 227

川乌、草乌、艾叶、薄荷各 20g，川芎、续断、当归、伸筋草、威灵仙各 30g，老巢脾 250g。

【用法】取老巢脾加水 2000g 熬煮 20 分钟，过滤后再将以上药材粉碎后装入双层布袋内，再次熬煮 15~20 分钟。温度适当时，将布袋热敷在患处，并蘸药液洗患处，每日 3 次，每次 15~20 分钟。每 3 日更换药 1 次，7 日为 1 个疗程。

【适应证】风寒外袭、气血瘀滞型原发性三叉神经痛，及日久不愈的三叉神经痛。

【注意事项】注意温度，防止烫伤；皮肤感觉减退者慎用。

【出处】《中国蜂业》2011，（5）：32.

二、非药物外治法

（一）针刺疗法

处方 228

风池，合谷，人中，外关，天柱，神庭。若患者第 1 支神经疼痛程度较重，可选择头临泣、攒竹穴、阳白、丝竹空等穴位进行针刺；若患者为第 2 支神经疼痛剧烈，则可配合太阳、四白、上关穴等进行针刺；若第 3 支神经疼痛剧烈，则配合下关穴、人迎穴、地仓穴等穴位进行针刺治疗。

【操作】合理选择 1.5~2 寸的 28 号毫针，风池向鼻尖方向刺入，眼周穴位应避开眼球，人中、太阳、攒竹、四白等浅刺。头面部大部分穴位均为平刺，四肢穴位如合谷、外关等直刺。治疗过程密切观察患者感受，比如有无酸、触电感、肿胀等，每次针刺后留针 20~30 分钟，每天进行 1 次，1 个月为 1 个疗程。

【适应证】原发性三叉神经痛，根据疼痛部位选择穴位。

【注意事项】在针刺时一定要合理控制进针深度与手法。

【出处】《中医临床研究》2019，（30）：78.

处方 229

第 1 支痛者取攒竹、鱼腰、太阳、上关、丝竹空和率谷；第 2 支痛者取四白、巨髎、颧髎和下关；第 3 支痛者取地仓、颊车、大迎和夹承浆。风寒配风池；肝胃火盛配内庭；阴虚配足三里、三阴交。

【操作】患者取仰卧位，穴位常规消毒，采用普通毫针针刺，均采用透穴疗法，横刺透穴进针，鱼腰透攒竹，太阳透上关，丝竹空透率谷，四白透巨髎，下关透颧髎，地仓透颊车。辨证配以风池、内庭、足三里、三阴交，足三里、三阴交用补法行针，风池、内庭用提插捻转泻法，留针 30 分钟，每隔 10 分钟行针 1 次，疼痛较重者可酌情延长留针时间，必要时可留针 1 小时，每日 1 次，10 次为 1 个疗程，疗程间隔 2 天。

【适应证】风寒外袭型、胃火上冲型及阴虚型原发性三叉神经痛。

【注意事项】皮肤过敏、外伤、溃疡处禁用；大出血、过饱、大汗、大渴、过饥、酒醉和过劳者禁用。

【出处】《中医临床研究》2012，（8）：39.

处方 230

下关穴为主，配鱼腰、四白、夹承浆、颧髎及合谷。

【操作】患者取侧卧位或仰卧位，下关穴直刺 1~1.2 寸，后紧邻下关穴后 0.5cm 处斜刺 1 针，以患者有酸胀感或放电感为度。其余腧穴采用常规针刺法。每日 1 次，每针 10 次休息 2 天，共计 30 次。

【适应证】风寒外袭型、风热上犯型、胃火上冲型、气血瘀滞型原发性三叉神经痛。

【注意事项】皮肤过敏、外伤、溃疡处禁用；大出血、过饱、大汗、大渴、过饥、酒醉和过劳者禁用。

【出处】《中国中医急症》2019,（8）: 1457.

（二）电针法

处方 231

风池，头维，颔厌，悬颅，太阳，下关，颧髎，颊车，夹承浆，地仓，阳白，鱼腰，瞳子髎。

【操作】风池行提插泻法，以针感向后头及耳部放射为佳，头维取 1.5~2 寸针向下透刺颔厌及悬颅，太阳行提插捻转泻法，下关、颧髎、颊车均用泻法，以局部酸胀沉麻为度，夹承浆透刺地仓，阳白下透鱼腰，瞳子髎透刺太阳。远端配穴首先用泻法，然后根据病情和体质辨证取用。每次留针30 分钟，主穴接电针，刺激量以患者耐受为度，每日 1 次，10 次为 1 个疗程，疗程间休息 3 天。

【适应证】三叉神经痛。

【注意事项】年老体弱及初次接受治疗者最好取卧位，以免晕针。

【出处】《内蒙古医学杂志》2013,（5）: 584.

处方 232

选取头维，感觉区下 2/5，合谷。

【操作】针刺得气后，接电针仪，正极接头维穴，负极接感觉区下 2/5，波形为密波，输出频率为 80 赫兹 / 秒，输出的电流强度以能耐受为度。电针 20 分钟。每日早晚各 1 次，15 天为 1 个疗程。

【适应证】原发性三叉神经痛。

【注意事项】年老体弱及初次接受治疗者最好取卧位，以免晕针。

【出处】《中国民族民间医药杂志》2017,（7）: 66.

处方 233

百会，风府，太阳，人中，合谷，太冲。眼支（第 1 支）疼痛者加鱼腰、阳白、印堂、头维；上颌支（第 2 支）疼痛者加四白、颧髎、听会、迎香；下颌支（第 3 支）疼痛者加颊车、下关、地仓、承浆。

【操作】用弹针法进针，百会向前平刺 0.5~0.8 寸，风府直刺 0.5~1 寸，太阳向前下斜刺 0.5~1 寸，人中向上斜刺 0.3~0.5 寸，合谷、太冲均直刺

0.5~0.8 寸。针刺后施捻转手法，以局部酸胀或向头顶、颞部、前额及眼眶扩散为度，施术 1 分钟。配穴施以常规操作，平补平泻至得气，使针感传导至眼裂、口唇或下颌处。接通电针治疗仪，采用疏密波，强度以患者能忍受为宜，留针 30 分钟。10 天为 1 个疗程，2 个疗程之间间隔 2 天。

【适应证】各种证型的原发性三叉神经痛。

【注意事项】嘱患者注意休息，避免劳累，慎风寒，防止情志刺激等。

【出处】《中国民族民间医药杂志》2017，（7）：66.

处方 234

主穴：太阳。配穴：上星透百会、印堂、巨髎、下关、风池、颔厌、温溜、合谷等。压痛点或结节。

【操作】从太阳穴进针，太阳透颊车，针刺从颧弓下透向颊车，进针 2~3 寸，施以雀啄手法，使太阳至颊车出现较强烈的酸胀窜感，有较强的止痛作用。配合针刺上星透百会，平刺 0.7 寸；印堂平刺 0.2~0.4 寸，向鼻根方向；风池斜刺（针刺时针尖朝向内上方，向对侧眼球中心方向针刺 1 寸，提插捻转，使针感向脑内、眼部传导）；颔厌、温溜、合谷、健侧巨髎等穴位直刺 0.3~1 寸，提插捻转；下关直刺 1.5 寸，至局部针感延至下齿槽为止。齐刺扳机点：寻找压痛点或结节并按之，毫针垂直刺入，患者觉针感扩散时留针。同时觉针下有沉实紧感，以此点为中心刺入 2 针，针尖朝向中间支，进针时各针尖相隔约 0.1mm。留针 30 分钟，每天 1 次，每周 5 次，15 次为 1 个疗程。

【适应证】原发性三叉神经痛，以三叉神经多支或者一支分布范围出现疼痛反复发作、持续时间较短、剧烈尖锐刺痛等表现为主。

【注意事项】行电针治疗时应以患者能忍受为度。

【出处】《中国民族民间医药杂志》2017，（7）：66.

处方 235

主穴：下关。第 1 支痛取鱼腰、太阳；第 2 支痛取迎香、颧髎；第 3 支痛取颊车、承浆。配穴：风池，合谷，太冲。

【操作】诸穴常规消毒后，毫针刺入所选穴位，要求针刺得气，然后根据面部疼痛部位连接电针仪，电针频率定在每分钟 300 次以上，电针脉冲强度以引起患侧面肌收缩及患者耐受为宜，每日针 1 次，每次 20 分钟，20 次为 1 个疗程。

【适应证】各种证型原发性三叉神经痛。

【注意事项】行电针治疗时应以患者能忍受为度。

【出处】《陕西中医》2012，（10）：1392.

（三）火针疗法

处方 236

下关，扳机点。

【操作】穴位常规消毒后，取单头细火针，直径约为 0.5mm，在酒精灯烧红发亮后，快速直刺下关穴，深度为 10~15mm，再快速点刺扳机点，深度约为 5mm，每处 1 针，5 天治疗 1 次，共治疗 4 次。

【适应证】风寒外袭型、气血瘀滞型原发性三叉神经痛。

【注意事项】行针处防水。

【出处】《陕西中医》2012，（10）：1392.

（四）穴位埋线法

处方 237

内庭，合谷，下关，风池。对于第 1 支神经疼痛的患者加入患侧的丝竹空、阳白；对于第 2 支神经疼痛的患者加入患侧的迎香、颧髎、巨髎；对于第 3 支疼痛的患者加入承浆、颊车。

【操作】患者取合适体位，对患者穴位皮肤进行常规消毒，采用 B40 号羊肠线，剪成 0.5~1.0cm，先将其纳入含有自制针芯的一次性针头前段，左手将所需埋线穴位绷紧，右手将注射针快速穿刺进入穴位，得气后将羊肠线送入穴位，治疗 1 周为 1 个疗程。

【适应证】原发性三叉神经痛。

【注意事项】严格消毒，规范操作，预防感染。

【出处】《时珍国医国药》2013，（12）：2942.

（五）灸法

🥣处方 238

风池、翳风、太阳、四白、下关、听会、地仓、百会或痛点等。

【操作】用艾条温和灸上述穴位，每次灸 30 分钟。以上治疗每天 1 次，10 次为 1 个疗程。

【适应证】原发性三叉神经痛。

【注意事项】嘱患者注意休息，避免劳累，慎风寒，防止情志刺激等。

【出处】《中医临床研究》2013，（12）：66.

🥣处方 239

阿是穴，下关，颊车，地仓，翳风。

【操作】对上述穴位用艾条行雀啄灸治疗，每穴约 5 分钟，以患者自觉穴位处有温热感而不灼伤皮肤为宜。每日 1 次，每星期 6 次，2 个星期为 1 个疗程。

【适应证】风寒型三叉神经痛。

【注意事项】注意距离，防止烫伤。

【出处】《上海针灸杂志》2016，（7）：812.

🥣处方 240

下关。

【操作】剪取长约 2cm 的艾条，用直径适宜的金属棒扎取 1.5cm 深度的小孔置于针柄上，点燃施灸。下关穴处傍刺 2 针，各做 2 壮温针灸，留针 25 分钟，为防烫伤皮肤，穴位表面放置足够厚度的纸制垫片。每日 1 次，每针 10 次休息 2 天，共计 30 次。

【适应证】风寒外袭型、胃火上冲型、气血瘀滞型原发性三叉神经痛。

【注意事项】规范操作，预防烫伤。

【出处】《中国中医急症》2019，（8）：1457.

（六）拔罐疗法

🥣**处方 241**

扳机点、太阳、下关、颊车、翳风、颧髎、四白、阳白等。

【操作】寻找扳机点，用三棱针点刺 3~5 次，用 1 号或 2 号玻璃罐闪火拔罐 10~15 分钟，然后可在太阳、下关、颊车、翳风、颧髎、四白、阳白等穴处拔罐治疗，每次选 3~4 个穴位，隔日 1 次，5 次为 1 个疗程。

【适应证】气血瘀滞型原发性三叉神经痛。

【注意事项】扳机点即阿是穴，疼痛消失即可停止点刺；60 岁以上老年人一般治疗 3~5 次即可，疗程之间休息 3 天。

【出处】《内蒙古医学杂志》2013，（5）：584.

🥣**处方 242**

阿是穴，下关，颊车，地仓，翳风。

【操作】患者取仰卧位，面部消毒后，对以上穴位先用闪罐法治疗 2 分钟，至面部潮红后，于阿是穴、下关、颊车、地仓及翳风穴处留罐 2 分钟。每日 1 次，每星期 6 次，2 星期为 1 个疗程。

【适应证】风寒型三叉神经痛。

【注意事项】嘱患者注意休息，避免劳累，慎风寒，防止情志刺激等。

【出处】《上海针灸杂志》2016，（7）：812.

（七）刺血疗法

🥣**处方 243**

曲鬓穴（浅动脉搏动处）。

【操作】曲鬓穴（浅动脉搏动处）点刺，出血数十滴，疼痛当即缓解，每日治疗 1 次，一般治疗 3 次即有效果。

【适应证】风寒型三叉神经痛。

【注意事项】严格消毒，规范操作，预防感染。

【出处】《中医外治杂志》2018，（2）：58.

处方 244

按病灶痛点局部取穴。

【操作】局部常规消毒后，按病灶痛点局部选取 2~3 个穴位（如下关、巨髎、颧髎、颊车等），用三棱针针刺 3~5 点后，再用闪火法拔罐 5 分钟，令每罐出血 2~10ml。每周 2 次（隔 2 日 1 次），连用 4 周。

【适应证】各种证型的原发性三叉神经痛。

【注意事项】若病情发作期疼痛剧烈，可口服卡马西平 100~200mg，每日 2~3 次。

【出处】《浙江中医杂志》2011，（7）：497.

处方 245

金津，玉液，攒竹，太阳，耳尖。

【操作】医者采用三棱针顶端对患者的三叉神经下颌支（第 2 支）、上颌支（第 3 支）、眼支（第 1 支）进行画线，并寻找最痛部位做标识。而后根据患者的疼痛部位进行刺络，行常规消毒后，对于鼻翼外侧、上下唇、舌周、舌尖疼痛剧烈的患者可取金津、玉液刺络放血，放血量控制在 3~5ml；眉棱骨处疼痛的患者，可取攒竹刺络放血，放血量控制在 1ml 左右；对于颧颊处剧烈疼痛的患者可取太阳穴进行刺络放血，并将出血量控制在 2~3ml；对于耳周疼痛剧烈的患者可取耳尖刺络放血，放血量控制在 1~2ml。

【适应证】气血瘀滞型原发性三叉神经痛。

【注意事项】严格消毒，规范操作，预防感染。

【出处】《时珍国医国药》2013，（12）：2942.

（八）耳穴压豆疗法

处方 246

神门，面颊，皮质下，交感，颌，胃，额，内分泌，感应点，枕。

【操作】选取穴位后用 75% 乙醇消毒耳廓，以粘有王不留行籽的小方块胶布贴在穴位处，并按揉。嘱患者每日自行按压 2~3 次，每次留置 3 天，5 次为 1 个疗程。

【适应证】各种证型的原发性三叉神经痛。

【注意事项】其手法一般选用中等刺激强度，以感觉耳廓发热、发胀、发散感觉为宜，疗程期间休息 1~2 天。

【出处】《世界最新医学信息文摘》2018，（38）：98.

（九）推拿按摩法

处方 247

太阳穴到上关穴和下关穴，太阳穴到头维穴，脸颊部胆经循行路线。听宫，听会，耳门，颊车，下关，太阳，睛明。

【操作】患者取仰卧位，医者用一指禅推法从太阳穴到上关穴和下关穴，从太阳穴到头维穴，共往返 6~8 遍；用扫散法在脸颊部胆经循行路线，自前上方向后下方操作，两侧交替进行，各做 30 次左右；用指按揉听宫、听会、耳门、颊车、下关、太阳、睛明等穴，每穴约 1 分钟，每天 1 次，14 天为 1 个疗程。

【适应证】对各种原发性三叉神经痛均有缓解作用。

【注意事项】年老体弱、久病体虚者应减轻手法力度；过度疲劳、过饥过饱、严重心脏病及病情危重者禁用或慎用推拿。

【出处】《中医临床研究》2018，（28）：142.

处方 248

【操作】首先点按揉百会，提拿、捏揉风池，然后点按风池、完骨，再沿足太阳及少阳经脉自后头部向上向前点按揉至额发迹处，以阿是穴为主；然后自眉弓向上掌推额部，自攒竹推向太阳，自太阳推向颊车，自颊车推向地仓，自地仓推向四白、承泣，提捏颧颊；再点按太阳、头维、颔厌、悬颅、悬厘，点揉下关、颊车、颧髎、夹承浆，提拿颊车至下关及夹承浆，下关至颧髎，最后点按人中、印堂和百会。每日 1 次，10 次为 1 个疗程，疗程间休息 3 天。

【适应证】风寒、风热、胃火上冲及气血瘀滞型原发性三叉神经痛。

【注意事项】年老体弱、久病体虚者应减轻手法力度；过度疲劳、过饥过饱、严重心脏病及病情危重者禁用或慎用推拿。

【出处】《内蒙古医学杂志》2013，（5）：584.

处方 249

颞下颌关节及咬肌处的阳性反应点。

【操作】以颞下颌关节及咬肌处的阳性反应点为推拿实施点，以按揉法为主对相应部位进行按摩，20 分钟 / 次，每天 1 次，30 天为 1 个疗程。

【适应证】对各种三叉神经痛均有缓解疼痛作用。

【注意事项】年老体弱、久病体虚者应减轻手法力度；过度疲劳、过饥过饱、严重心脏病及病情危重者禁用或慎用推拿。

【出处】《世界最新医学信息文摘》2016，（35）：172.

（十）蜂毒疗法

处方 250

眼支（第 1 支）主穴：下关，阳白，攒竹，鱼腰。配穴：太阳，丝竹空，合谷，阿是穴。上颌支（第 2 支）主穴：下关，迎香，四白，颊车。配穴：听宫，听会，合谷，阿是穴。下颌支（第 3 支）主穴：太阳，下关，风池，合谷。配穴：颊车，地仓，阿是穴。

【操作】初次接受蜂毒疗法必须试敏，穴位先用 70% 乙醇棉球常规消毒处理，待乙醇充分挥发后取 1 只意大利蜜蜂的尾针蛰刺在曲池穴，随即拔出，刺点立现小皮丘，2 分钟后观察，若局部红肿直径小于 5cm，又无全身过敏反应者，为蜂毒过敏试验阴性，即可接受蜂毒疗法治疗，第一次应用蜂针散刺法，适应后采用蜂针直刺法或活蜂蛰刺法。蜂针疗法一般隔日 1 次，或 2~3 天 1 次，10 次为 1 个疗程，休息 3~5 天再进行下 1 个疗程。

【适应证】各种证型的原发性三叉神经痛。

【注意事项】活蜂蛰刺后局部出现红肿痛痒反应较严重时，应渐停蜂毒治疗。蜂针疗法一定要循序渐进，切勿操之过急，对蜂毒疗法疼痛特别敏感的患者尽量采用蜂针散刺法，使治疗能够顺利进行。

【出处】《蜜蜂杂志》2019，（12）：35-36.

综合评按：原发性三叉神经痛又称"痛性痉挛"，是国际公认的疑难杂症之一。目前治疗三叉神经痛的方法不外乎中西药物、针刺、封闭、手术等。方法颇多，每种方法各有特点和优势。药物治疗简便快捷，疗效显著，但有一定的副作用，一些患者服用药物时不良反应比较强烈，此时就可以选择药物之外的其他疗法。手术治疗见效快，但多少会有创伤。对于中药治疗，通过辨证论治或分经论治，临床上也都可以取得疗效，但可能不能如西药般取得立竿见影的效果。中医其他特色疗法如针灸、耳穴注射、穴位贴敷等，效果可观，但临床资料不够丰富，现在临床治疗中，常常选用几种方法联合治疗，如针刺联合手术、药物联合针刺、药物联合中医特色疗法等。另外还有选用一些基因疗法、神经阻滞疗法等。治疗方法虽多，但精准的诊疗指南、三叉神经痛的病因与发病机制亦不明确，因此，关于三叉神经痛病因病机及针对病因病机确定精准的诊疗指南有待进一步研究。

第十二节　癫痫

癫痫是多种原因导致的脑部神经元高度同步化放电所致的临床综合征，临床表现具有发作性、短暂性、重复性和刻板性的特点。异常放电神经元的位置不同及异常放电波及的范围差异，导致患者的发作形式不一，可表现为感觉、运动、意识、精神、行为、自主神经功能障碍或兼而有之。

癫痫是可治性疾病，大多数患者预后较好，但不同类型的癫痫预后差异较大。近年来长期追踪结果显示，有67%~75%的患者可完全控制发作，其中约半数患者治疗一段时间后可停药。本病属于中医学的"痫证"范畴。

1. 临床诊断

参考"十二五"国家重点图书出版社规划项目王维治主编的《神经病学》及全国高等学校教材贾建平主编的《神经病学》。癫痫是一组疾病或综合征的总称，临床诊断主要根据患者发作史。根据典型的临床发作特点和脑电图局灶性放电，应常规进行脑CT或MRI检查，寻找致痫或症状性癫痫证据如肿瘤、脑卒中和脑炎等。

2. 中医分型

（1）风痰上扰证：发则猝然昏扑，目睛上视，口吐白沫，手足抽搐，喉中痰鸣，移时苏醒如常人，病发前多有眩晕，头昏，胸闷乏力，痰多，心情不悦，舌质淡红，苔白腻，脉滑。

（2）痰火扰神证：猝然扑倒，不省人事，四肢强直拘挛，口中有声，口吐白沫。烦躁不安，气高息粗，痰鸣辘辘，口臭便干，舌质红或暗红，苔黄腻，脉弦滑。

（3）瘀阻脑络证：发则猝然昏扑，瘛疭抽搐，或单以口角、眼角、肢体抽搐，颜面口唇青紫，舌质紫暗或有瘀点，脉弦或涩。

（4）心脾两虚证：久发不愈，猝然昏扑，或仅头部下垂，四肢抽搐无力，伴面色苍白，口吐白沫，口噤目闭，二便自遗，舌质淡，苔白，脉弱。

（5）肝肾阴虚证：发则猝然昏扑，或失神发作，或语謇，四肢逆冷，肢搐瘛疭，手足蠕动，健忘失眠，腰膝酸软，舌质红绛，少苔或无苔，脉弦细数。

一、药物外治法

（一）敷脐法

🥣 处方 251

芫花 100g（醋浸 1 天），雄黄 12g，胆南星 20g，白胡椒 10g。

【用法】取上药适量纳入脐中，使与脐平，胶布固定。

【适应证】风痰上扰型、痰火扰神型癫痫。

【注意事项】治疗期间禁食辛辣、刺激食物。

【出处】田从豁，臧俊岐.《中国灸法集萃》辽宁科学技术出版社.

🥣 处方 252

吴茱萸适量。

【用法】上药研为末，撒入脐窝内，外用膏药固定，7~10 天换 1 次。

【适应证】心脾两虚型、肝肾阴虚型癫痫。

【注意事项】治疗期间禁食辛辣、刺激食物；防止治疗部位感染。

【出处】中医研究院革命委员会.《常见病验方研究参考资料》人民卫生出版社.

处方 253

海藻、石菖蒲各 500g。

【用法】将 2 种药物研磨成细粉，装入瓶中备用。在患儿每晚临睡前以冷开水配制成膏状，12 个月以上患儿的使用剂量为 3~6g，12 个月以下患儿使用剂量为 2.5g。对患儿脐周的皮肤进行常规消毒后再将药膏敷在脐上，药膏厚度为 0.3cm，面积控制在 3cm×3cm 左右。采用消毒纱布覆盖在药膏上后用胶布或绷带进行固定。第 2 天去除患儿脐上膏药，并用温水清洁患儿脐周的皮肤，每天 1 次，1~3 个月为 1 个疗程。

【适应证】风痰上扰型、痰火扰神型癫痫。

【注意事项】治疗期间禁食辛辣、刺激食物；防止治疗部位感染。

【出处】《中国实用神经疾病杂志》2016，19（11）：120-121.

（二）穴位贴敷法

处方 254

熟附子 9g。

【用法】上药研细末，用面粉少许和做成附子饼，把附子饼放在气海穴上，并可用艾绒团灸数次。

【适应证】癫痫发作期。

【注意事项】治疗期间禁食辛辣、刺激食物。

【出处】中医研究院革命委员会.《常见病验方研究参考资料》人民卫生出版社.

（三）擦法

处方 255

丹参、麦冬、薄荷各 60g，茯神、天麻、贝母、半夏、陈胆星、橘红各 30g，郁金 45g，明矾 24g，远志 21g，全蝎、僵蚕、甘草、牙皂各 15g，朱砂 15g，琥珀、犀角、雄黄各 6g，石菖蒲 90g。

【用法】上药共为末，姜汁、竹沥为丸，如弹子大，临用以姜汁化开，擦胸。

【适应证】风痰上扰型、痰火扰神型癫痫。

【注意事项】治疗期间禁食辛辣、刺激食物。

【出处】李超.《中医外治法简编》湖北人民出版社.

（四）阳滋锭灸

处方 256

艾 500g，硫黄 120g，元湖石 9g（研极细末），西黄 0.9g，珍珠粉 0.9g，麝香 6g。

【用法】先将艾放在铜质锅中，加清水 2 斤，于白炭炉中煮至成艾汁 120g（去艾），然后拌入硫黄和元湖石，此时应减弱火力（但不可过大与过小，火力过大则全部烧毁，过小则凝成块状），在适当火力下，使诸药逐渐凝结，离火。再将药块置于铜锅中，以白炭火徐徐熔化，入西黄、珍珠粉、麝香，用竹片将药物拌匀，拌匀的溶液倒置于瓷盘中，使凝成饼状，剪成麦粒大小，瓷瓶收藏备用。灸治时取薄纸一块，剪成圆形如 2 分硬币大，置于中渚穴上，再将麦粒大灸药 1 块，置圆形薄纸中央点燃施灸，至药燃尽为 1 壮，灸后局部即起 1 个小水疱，敷料包扎即可。一般每次施灸 1 壮。治疗外伤性癫痫效更捷。

【适应证】风痰上扰型、痰火扰神型、心脾两虚型癫痫。

【注意事项】治疗期间禁食辛辣、刺激食物；治疗过程中防止烫伤；预防治疗部位感染。

【出处】《浙江中医杂志》1987，（9）：26.

（五）艾炷隔定痫糊灸

处方 257

马钱子（制）、僵蚕、胆南星、明矾各等分。

【用法】上药混合研为细末，再以青艾叶、鲜姜适量和诸药即成定痫糊，备用。治疗时取定痫糊 5~10g，分别置于神阙和会阴穴，上置艾炷施灸。根据患者年龄 1 岁灸 1 壮，每日灸治 1 次。

【适应证】风痰上扰型、痰火扰神型癫痫。

【**注意事项**】治疗期间禁食辛辣、刺激食物；治疗过程中防止艾灸烫伤；预防治疗部位感染。

【**出处**】田从豁，臧俊岐.《中国灸法集萃》辽宁科学技术出版社.

（六）通元针法结合埋药线

🦪**处方 258**

背俞穴以心俞、膈俞（四花）为主，腹部腧穴以天枢为引导阴阳之气的主穴，气海、关元、归来为辅穴。穴位埋药线选穴：前面组为膻中、中脘、气海、关元、天枢、足三里、丰隆。背面组为大椎、第 8 胸椎棘突下、心俞、膈俞、脾俞、肝俞、胆俞、腰奇。

【**用法**】患者取仰卧位或俯卧位，前后组每次各选取 5 个穴位，每次取 10 个穴位进行埋线，每隔 1 周选取一组，交替使用，避免穴位的耐受性。将 1~1.5cm 长的 000 号铬制羊肠线浸泡在 1 支地西泮（浓度 10mg/2ml）药液中，浸泡时间为 30 分钟。将浸泡过的羊肠线取出，置于一次性埋线包内，再将羊肠线从 8 号注射针头的针尖处装入针体，同时注射针头内作为针芯的 2 寸不锈钢毫针往后退，以便羊肠线能顺利进入针体。使羊肠线完全进入针体，不遗留线头，防止操作过程中造成卡线的情况。将针刺穴位使用安尔碘消毒，根据选取穴位的解剖特点，针刺深度应严格把握。大椎略向上斜 1.0~2.0cm，第 8 胸椎棘突下向上埋入 0.8~1.0cm，心俞、膈俞、脾俞、肝俞、胆俞向脊柱方向斜入 0.8~1.0cm，腰奇向下埋入 1.5cm，膻中向下埋 0.8~1.0cm，中脘、气海、关元、天枢、足三里、丰隆直埋入 1.0~2.0cm。以上各穴均行提插法得气后，边推针芯边退针管，使羊肠线埋入穴位，出针按压针口即可。建议患者在地西泮药效消失之前进行地西泮埋药线治疗，埋线治疗时间为 1 次 7~10 天。

【**适应证**】风痰上扰型、心脾两虚型、肝肾阴虚型癫痫。

【**注意事项**】由于疾病的特殊性，患者服用的抗癫痫药在埋线治疗期间不可突然停药，待临床症状控制后，在专科医生的指导下逐渐减量停服。同时以上穴位交替使用，每次选取 8~10 个穴位进行操作。埋线后禁食高蛋白（海鲜、豆类）以及辛辣发物，同时避免强度大的体育锻炼以及情绪过度刺激，禁埋线穴位处行拔罐等强刺激操作。

【出处】《亚太传统医药》2016，12（23）：92–94.

二、非药物外治法

（一）针刺疗法

处方 259

癫痫发作期治疗穴位：人中、风池、内关、神门等。癫痫发作间歇期治疗穴位：主穴为百会、神门、天柱、内关、三阴交、后溪、上脘、长强等；配穴为心俞、膈俞、肝俞、风池、阳陵泉、行间等。

【操作】发作时取人中、内关、神门等穴，用泻法。发作后取神门、内关、三阴交、心俞等穴，施平补平泻法。

【适应证】痰火扰神证型、瘀阻脑络型癫痫。

【注意事项】治疗期间禁食辛辣、刺激食物；防止针刺处感染。

【出处】《中国乡村医生》1997，（12）：22.

处方 260

四神针取穴：前顶、后顶及两侧络穴。

【操作】采用碘伏消毒后，选用直径为 0.3mm、长度为 40mm 的针灸针，针刺百会穴前后左右旁开 1.5 寸，朝向百会斜刺，进针约 1.5 寸，以局部头皮紧、涩、酸、胀、麻木为度。采用捻转平补平泻法，隔 10 分钟行针 1 次，频率为 150~200 次 / 分钟。每周 3 次，每次 30 分钟，连续治疗 12 周。

【适应证】风痰上扰型、痰火扰神型、瘀阻脑络型癫痫。

【注意事项】治疗期间禁食辛辣、刺激食物；防止针刺处感染。

【出处】《亚太传统医药》2019，15（9）：122–125.

处方 261

人中，百会，内关，合谷。缓解期选足三里、丰隆、太冲、三阴交及印堂。

【操作】对针灸针及穴位进行消毒后施针，留针 30 分钟，每日 1 次，1 个疗程为 10 天，连续治疗 3 个疗程。

【适应证】风痰上扰型、痰火扰神型、心脾两虚型、肝肾阴虚型癫痫。

【注意事项】治疗期间禁食辛辣、刺激食物；防止针刺处感染。

【出处】《药品评价》2019，16（13）：49-51.

🥣 **处方 262**

人中，百会，印堂，三阴交（双侧），内关。

【操作】在针刺穴位处做好标记，皮肤消毒后，先刺内关，直刺 0.5~1寸，施捻转提插泻法，继刺人中，向鼻中隔方向斜刺 0.5 寸，行雀啄法，以眼球湿润为度；再刺百会，与头皮呈 30° 角快速进针至帽状腱膜下层，施捻转平补平泻法；针刺印堂，提捏局部皮肤，向下平刺 0.3~0.5 寸，施捻转平补平泻法；后刺三阴交，用提插补法，以下肢抽动 3 次为度。

【适应证】风痰上扰型、心脾两虚型癫痫。

【注意事项】治疗期间禁食辛辣、刺激食物；防止针刺处感染。

【出处】《内蒙古中医药》2019，38（10）：81-82.

（二）头针

🥣 **处方 263**

额中带，额顶带后 1/3，顶枕带中 1/3。

【操作】额中带、顶枕带中 1/3 由上向下刺，额顶带后 1/3 由前向后刺，行针时用手轻叩击患者头部。

【适应证】风痰上扰型、痰火扰神型、心脾两虚型、肝肾阴虚型癫痫。

【注意事项】治疗期间禁食辛辣、刺激食物；防止针刺处感染。

【出处】《大众科技》2019，21（9）：60-62.

（三）电针法

🥣 **处方 264**

主穴：丰隆，水沟，百会，印堂，三阴交。配穴：本神，神门，头穴额中线，颞前线。病程较长者加合谷、后溪、太冲；发作较严重者加涌泉。

【操作】对针灸针及穴位进行消毒后施针，针刺后接 G6805-I 型电针仪，刺激 45 分钟，每日 1 次，5 次 / 周，连续治疗 1 个月。

【适应证】风痰上扰型、痰火扰神型、瘀阻脑络型癫痫。

【注意事项】治疗期间禁食辛辣、刺激食物；防止针刺处感染。

【出处】《大众科技》2019，21（9）：60–62.

（四）温针灸

处方 265

人中，印堂，百会，内关，合谷，三阴交，太冲，足三里，丰隆。

【操作】常规消毒后，向鼻中隔方向进针，刺人中穴 0.5~1.0 寸，以捻转提插泻法运针 1 分钟后，刺入印堂穴和百会穴，采用快速捻转手法，1 分钟后，以平补平泻法刺入内关穴和合谷穴，最后针刺三阴交、太冲、足三里及丰隆穴，以上诸穴得气后点燃艾条悬灸，以体感温热而不灼烫为宜。1 次 / 天，10 天为 1 个疗程，各个疗程之间休息 1 天。

【适应证】风痰上扰型、心脾两虚型、肝肾阴虚型癫痫。

【注意事项】治疗期间禁食辛辣、刺激食物；治疗过程中防止艾灸烫伤；防止针刺处感染。

【出处】《世界中医药》2019，14（6）：1569–1572.

（五）灸法

处方 266

心俞，百会，中脘，身柱。

【操作】每穴每次施灸 10~20 分钟，每日灸治 1 次，10 次为 1 个疗程，疗程间隔 3~5 天。

【适应证】风痰上扰型、心脾两虚型癫痫。

【注意事项】治疗期间禁食辛辣、刺激食物；治疗过程中防止艾灸烫伤。

【出处】贾一江 .《当代中医外治临床大全》中国中医药出版社 .

处方 267

长强，会阴，太溪，太冲。

【操作】每穴上放约 0.3cm 厚姜片，上放置如黄豆大艾炷，每日灸 2~4 个穴位，每日灸治 1 次，7~10 次为 1 个疗程，疗程间隔 3~5 天。

【适应证】风痰上扰型、痰火扰神型癫痫。

【注意事项】治疗期间禁食辛辣、刺激食物；治疗过程中防止艾炷烫伤。

【出处】田从豁，臧俊岐.《中国灸法集粹》辽宁科学技术出版社.

处方 268

心俞，长强，中脘，百会，身柱，会阴，太溪，太冲，神阙。

【操作】每次选用 2~4 穴，每穴每次施灸 3~5 壮，艾炷如黄豆大，每20~30 天灸治 1 次。

【适应证】风痰上扰型、心脾两虚型、肝肾阴虚型癫痫。

【注意事项】治疗期间禁食辛辣、刺激食物；治疗过程中防止艾炷烫伤。

【出处】田从豁，臧俊岐.《中国灸法集粹》辽宁科学技术出版社.

（六）耳穴压豆疗法

处方 269

癫痫点，脑干，皮质下，脑，神门，枕，肝，肾。根据辨证分型取枕小神经、耳颞神经点等配穴。

【操作】耳穴压豆，每日按压 3~5 次，隔 1~3 天换 1 次，治疗 2 个疗程。

【适应证】风痰上扰型、痰火扰神型、瘀阻脑络型癫痫。

【注意事项】治疗期间禁食辛辣、刺激食物；按压力度适中。

【出处】《大众科技》2019，21（9）：60-62.

（七）穴位埋线法

处方 270

百会，大椎，丰隆，间使，涌泉，腰奇。风火上炎者加胆俞；心脾两虚者加脾俞；瘀血内停者加膈俞；肾元不足者加肾俞等。

【操作】准备一次性埋线包，埋线过程中注意无菌操作，选定穴位，碘伏常规消毒 3 遍，使用 7 号埋线针，用无菌镊子将医用可吸收羊肠线放置于针管前端，插入针芯，左手拇指、食指提起穴位皮肤，右手持针快速刺入皮下，边推针芯边退针管，将线体完全埋入皮下，拔出埋线针后针孔固定贴敷，预防感染。主穴联合一个配穴进行埋线，半个月 1 次，3 次为 1 个疗程。

【适应证】风痰上扰型、痰火扰神型、瘀阻脑络型、心脾两虚型癫痫。

【注意事项】治疗期间禁食辛辣、刺激食物；防止埋线处感染。

【出处】《中医实用神经疾病杂志》，2016，19（22）：112-114.

（八）割治疗法

处方 271

心俞，大椎，身柱，腰俞，肝俞，陶道，命门，膈俞，肾俞，脊中。

【操作】分批进行治疗，第一批取心俞、大椎、身柱和腰俞，第二批取肝俞、陶道和命门，第三批取膈俞、肾俞和脊中。常规消毒后，用刀片在穴位处划开一长约 0.5cm 的切口，拔火罐 30 分钟后，在刀口处覆盖酒精纱条。

【适应证】风痰上扰型、痰火扰神型、心脾两虚型癫痫。

【注意事项】治疗期间禁食辛辣、刺激食物；防止治疗部位感染。

【出处】《中医儿科杂志》2018，14（3）：79-83.

（九）灯火疗法

处方 272

在躯干取膈俞、腰俞、肝俞、心俞、大椎等；在四肢上取行间、太冲、大敦、少冲、少商、神门、十宣等；在后背上取风府、百会、风池、上星和神庭等；在头面部取人中和太阳穴。

【操作】将约 3 寸长的蘸有桐油的灯心点燃后刺激上述穴位。

【适应证】心脾两虚型、肝肾阴虚型癫痫。

【注意事项】治疗期间禁食辛辣、刺激食物；防止治疗部位感染。

【出处】《中医儿科杂志》2018，14（3）：79-83。

综合评按：癫痫病一经发现应早诊断、早治疗，临床诊断明确即使病因诊断不明确，也必须根据不同的发作类型及癫痫综合征进行治疗，因大部分癫痫类型需长期服药，故在衡量药物不良反应、经济负担及患者依从性的同时，选用适合个体化治疗方案尤为重要。中医药治疗癫痫，在继承的基础上，充分发挥中医学的优势，寻找治疗癫痫有效而副作用小、价格低廉的中医药治疗方法，大量临床观察表明，中医外治法治疗癫痫疗效持久，方便易行，便于掌握。但临床中应以内外综合治疗为宜。

第十三节　帕金森病

帕金森病是一种慢性中枢神经系统变性疾病，也是导致中老年残疾的疾病之一，主要病变在黑质纹状体通路，因多巴胺生成减少，产生各种活动障碍，该病的临床表现主要为静止性震颤、肌张力增高、运动迟缓。中医归属于"颤证"，中医文献中可在"内风""颤震""震抖""颤振""跌蹶""痉病"等病症中见到。

1. 临床诊断

（1）患者必须存在下列 2 个以上的主要特征：静止性震颤（节律性，每秒 4~7 次）；齿轮样或铅管样肌强直；运动迟缓或减少；姿势性反射障碍。至少包括静止性震颤或运动迟缓中一项。

（2）患者的帕金森病症状和体征不是由于脑外伤、脑肿瘤、病毒感染、脑血管病或其他已知的神经系统疾病，以及已知的药物和（或）化学毒物所引起。

（3）患者排除下列体征：明显的眼外肌麻痹（如核上性共视障碍）、小脑体征、锥体系损害、肌萎缩及体位性低血压的现象。

（4）患者的症状和体征在初发时或病程中有不对称性的表现。

（5）起病为逐渐缓慢发生并呈进行性加重。

（6）左旋多巴制剂治疗有效。

2. 中医分型

（1）风阳内动证：肢体颤动粗大，程度较重，不能自制，眩晕耳鸣，面赤烦躁，易激动，心情紧张时颤动加重，伴有肢体麻木，口苦而干，语言迟缓不清，流涎，尿赤，大便干，舌质红，苔黄，脉弦。

（2）痰热风动证：头摇不止，肢麻震颤，重则手不能持物，头晕目眩，胸脘痞闷，口苦口黏，甚则口吐痰涎，舌体胖大，有齿痕，舌质红，苔黄腻，脉弦滑数。

（3）气血亏虚证：头摇肢颤，面色㿠白，表情淡漠，神疲乏力，动则气短，心悸健忘，眩晕，纳呆，舌体胖大，舌质淡红，舌苔薄白滑，脉沉濡无力或者沉细弱。

（4）髓海不足证：头摇肢颤，持物不稳，腰膝酸软，失眠心烦，头晕，耳鸣，善忘，老年患者常兼有神呆、痴傻。舌质红，苔薄白，或红绛无苔，脉象细数。

（5）阳气虚衰证：头摇肢颤，筋脉拘挛，畏寒肢冷，四肢麻木，心悸懒言，动则气短，自汗，小便清长，或自遗，大便溏，舌质淡，苔薄白，脉沉迟无力。

一、药物外治法

（一）穴位注射法

处方 273

维生素 B_1 注射剂。主穴：膈俞、心俞和风府。配穴：上肢及头面部震颤严重者加大椎；下肢震颤严重者加命门。

【用法】取维生素 B_1 注射剂，每穴 0.5ml，隔日 1 次，病程长且病势重者每日 1 次。

【适应证】帕金森病，症见头摇肢颤，筋脉拘挛。

【注意事项】注意防止注射部位感染；防止刺伤神经、血管。

【出处】《吉林中医药》2001，（3）：059.

处方 274

脉络宁注射液。双侧阳陵泉、足三里。

【用法】分为两组（左阳陵泉 + 右足三里，右阳陵泉 + 左足三里），两组交替，每穴注射脉络宁注射液 2ml，每日 1 次，15 次结束治疗。

【适应证】风阳内动型帕金森病。

【注意事项】注意防止注射部位感染；防止刺伤神经、血管。

【出处】《上海针灸杂志》2002,（21）：2.

处方 275

葛根素注射液。双侧风池穴。

【用法】采用 5ml 注射器抽取葛根素注射液 2ml，风池穴常规消毒后，针尖向鼻尖方向快速刺入约 25mm，提插得气，回抽无回血，缓慢注入药液 1ml；另一侧风池穴同法治疗。穴位注射隔日治疗。

【适应证】风阳内动或痰热风动型帕金森病。

【注意事项】注意防止注射部位感染；防止刺伤神经、血管。

【出处】《针刺研究》2015,（40）：1.

二、非药物外治法

（一）针刺疗法

处方 276

内关（双侧），阳陵泉（双侧），百会，印堂，人中，承浆。

【操作】取患者双侧内关、阳陵泉，百会、印堂、人中、承浆，选用 1 寸针灸针，行平补平泻手法，1 次 / 隔日，10 天为 1 个疗程。

【适应证】帕金森病，症见头摇肢颤。

【注意事项】接受治疗期间避免食用辛辣、刺激性食物；适当运动。

【出处】《中华中医药杂志》2015,（30）：8.

处方 277

双侧肩井、肩髎、肩髃、臂臑、臑会。

【操作】肩井穴用火针轻点刺 0.3 寸，其余穴位采用普通针刺法，使针刺得气：肩髃、肩髎、臂臑、臑会直刺 1.5 寸，施提插捻转泻法 1 分钟。留针 30 分钟，每 3 天 1 次。

【适应证】帕金森病，症见头摇肢颤，合并颈肩背疼痛。

【注意事项】接受治疗期间防止晕针；防止刺伤神经、血管。

【出处】《中国全科医学》2019，（22）：3.

处方 278

左侧阿是穴、太白、阳辅、复溜、飞扬。

【操作】小腿阿是穴采用火针点刺 0.8 寸，其余穴位采用普通针刺法，使针刺得气：太白向足大趾斜刺 0.5 寸，施捻转补法 1 分钟；阳辅直刺 0.8 寸，行提插捻转泻法 1 分钟；复溜直刺 1 寸，施提插捻转补法 1 分钟；飞扬向上斜刺 1 寸，施提插捻转泻法 1 分钟。均留针 30 分钟，每 2 天 1 次。

【适应证】帕金森病，症见头摇肢颤，合并下肢小腿疼痛。

【注意事项】接受治疗期间防止晕针；防止刺伤神经、血管。

【出处】《中国全科医学》2019，（22）：3.

处方 279

双侧大肠俞、腰阳关、肾俞、环跳、委中。

【操作】双侧大肠俞采用火针点刺 0.5 寸，其余穴位采用普通针刺法，使针刺得气：腰阳关、肾俞直刺 1 寸，施提插捻转补法 1 分钟；环跳直刺 1.5 寸，施提插泻法 1 分钟；委中直刺 1 寸，施提插捻转泻法 1 分钟。均留针 30 分钟，1 次 /2 天，治疗 3 次后，每 3 天治疗 1 次。

【适应证】帕金森病，症见头摇肢颤，合并腰背疼痛。

【注意事项】接受治疗期间避免晕针；防止刺伤神经、血管。

【出处】《中国全科医学》2019，（22）：3.

处方 280

大椎，肾俞，命门，委中，三阴交，背部督脉，膀胱经，任脉。

【操作】大椎、命门行隔姜灸，灸 3 壮，配合针刺肾俞、委中、三阴交，留针期间，每隔 5~10 分钟运针 1 次，隔姜灸结束后起针。结束后均采用梅花针叩刺背部督脉、膀胱经及任脉，以局部皮肤潮红为度。

【适应证】帕金森病，症见头摇肢颤，筋脉拘挛。

【注意事项】接受治疗期间避免晕针；防止刺伤神经、血管。

处方 281

腹针的引气归元（中脘，下脘，气海，关元），左侧气穴、气旁。艾灸取关元、双侧绝骨。

【操作】腹针穴位常规消毒后，选用 2 寸针灸针，直刺 0.5~1 寸，快速进针，行平补平泻手法。针刺后留针 30 分钟，艾绒做成直径约 3mm、高约 9mm 的艾炷，取关元、双侧绝骨，将跌打万花油涂到上述穴位上，点燃艾炷，待患者感灼痛时用镊子将艾炷取下，每穴 5 壮。以上所有针刺选穴方法、针刺方向及针刺深度的操作规范均以《腹针疗法》为准。

【适应证】髓海不足型帕金森病。

【注意事项】接受治疗期间防止晕针；防止刺伤神经、血管。

【出处】《腹针结合艾灸治疗帕金森病的临床研究》张鹏，2008 年。

处方 282

双侧风池、头临泣、率谷，百会，印堂。

【操作】取双侧风池、头临泣、率谷，百会，印堂，使用 1 寸针，斜刺进针，大约 0.5 寸，采用补法。双侧风池和率谷接电针，同侧的风池和率谷为一组，频率为 2Hz，行针得气后留针 30 分钟。每周治疗 3 次。

【适应证】风阳内动型帕金森病。

【注意事项】接受治疗期间防止晕针；防止刺伤神经、血管。

【出处】《中国针灸》2014，（34）：5.

处方 283

颤三针：四神针（分别位于头顶部百会穴前、后、左、右各旁开 1.5 寸处），四关（为双侧合谷与太冲穴），风池。肝肾亏虚加肝俞、肾俞、三阴交；痰热动风加丰隆、中脘、阴陵泉；气血不足加气海、血海、足三里。

【操作】患者取卧位，常规酒精消毒局部，头部穴位均施行快速捻转手法，60 次 / 分钟。合谷直刺 1 寸，太冲向上斜刺 1 寸，施平补平泻手法。配穴根据辨证分型，属于肝肾阴虚及气血不足者施以提插补法，痰热动风者施以提插泻法，补泻手法多选择施用于肘膝关节以上的穴位。4 周为 1 个疗程，连续观察 4 个疗程。

【**适应证**】帕金森病，症见头摇肢颤，筋脉拘挛。

【**注意事项**】接受治疗期间防止晕针；防止刺伤神经、血管。

【**出处**】《以颤三针为主治疗帕金森病的临床研究》杨世敏，2009 年。

处方 284

阳溪、养老、阳池、大陵、少海、尺泽、曲池、肩髃、天泉、肩贞、解溪、太溪、中封、承扶、环跳、委中、阳陵泉、阴陵泉等。

【**操作**】根据穴位不同，选择直径为 0.3mm 的长度不同的不锈钢针灸针进行针刺。进针得气后留针 30 分钟，15 分钟行针 1 次，行针时轻摇针尾即可。每天针刺 1 次，15 天为 1 个疗程，2 个疗程间相隔 5~7 天。连续治疗 3 个疗程。

【**适应证**】帕金森病，症见头摇肢颤，筋脉拘挛。

【**注意事项**】接受治疗期间防止晕针；防止刺伤神经、血管。

【**出处**】《西部中医药》2018，（31）：10.

处方 285

哑门，双侧风池、完骨、天柱穴。哑门穴定位：第 1 颈椎下，后发际正中直上 0.5 寸。风池穴定位：胸锁乳突肌与斜方肌上端之间的凹陷中，平风府穴。完骨穴定位：耳后，乳突后下方凹陷处。天柱穴定位：后发际正中直上 0.5 寸，旁开 1.3 寸，当斜方肌外缘凹陷中。

【**操作**】使用 32 号 2 寸毫针，完骨进针 1 寸，针尖向鼻尖；风池进针 1.2 寸，针尖向对侧目睛；天柱垂直进针 1 寸。均采用捻转手法，平补平泻，以 120 次 / 分捻转 2 分钟。哑门穴垂直进针，针尖略向下，患者头部不得前后仰俯，并在 1~1.5 寸范围内提插 9 次。哑门穴严格操作，禁止刺入硬膜。以上穴位操作后均留针 30 分钟。隔日针刺，1 周 3 次，以 9 次为 1 个疗程，3 个疗程为 1 个治疗周期。

【**适应证**】风阳内动、髓海不足、气血亏虚、痰热动风四个证型的帕金森病患者均可纳入，但针法不变，无特殊配穴。

【**注意事项**】消除患者紧张情绪，避免大饥、大劳、大汗后针刺；术前严格检查针具；术中严格按照操作规范选穴施术；操作中出现意外时严格按照处理原则处理。

【出处】《"颅底七穴"治疗帕金森病的临床疗效评价研究》袁盈，2013 年。

处方 286

颤三针（四神针、四关、风池）。定位：四神针分别位于头顶部百会穴前、后、左、右各旁开 1.5 寸处；四关为双侧合谷与太冲穴。肝肾亏虚加肝俞、肾俞、三阴交；痰热动风加丰隆、中脘、阴陵泉；气血不足加气海、血海、足三里。失眠加定神针、手智针；便秘加肠三针；抑郁加智三针。

【操作】患者取卧位，选用 30 号 1.5~2 寸不锈钢针灸针，用酒精局部消毒，头部穴位均施行快速捻转手法，200 次 / 分钟。合谷直刺 0.5~1 寸，太冲向上斜刺 0.5~1 寸，施平补平泻手法。根据辨证加减配穴，属于肝肾阴虚及气血不足者施以提插补法，痰热动风者施以提插泻法。每次针刺 30 分钟，间隔 10 分钟行针 1 次，连续针 2 次，隔日休息 2 天，4 周为 1 个疗程，连续观察 6 个疗程。

【适应证】痰热动风、气血不足伴失眠、便秘、抑郁的帕金森病患者。

【注意事项】接受治疗期间防止晕针；防止刺伤神经、血管。

【出处】《颤三针治疗帕金森病的临床疗效观察》陈宇君，2015 年。

处方 287

主穴：舞蹈震颤区（运动区上点在前后正中线的中点向后移 0.5cm 处，下点在眉枕线和鬓角发际前缘相交区。若鬓角不明显者，可从颧弓中点向上引一垂直线，将此线与眉枕线交点前 0.5cm 处作为点，上下两点的连线即为运动区。舞蹈震颤控制区自运动区向前移 1.5cm 的平行线即是）。配穴：痰热动风证加风池、阴陵泉、丰隆、太冲化痰息风；血瘀动风证加血海、风池、太冲息风活血祛瘀；气血两虚证加气海、血海、足三里益气养血；肝肾不足证加肝俞、肾俞、三阴交补益肝肾；阴阳两虚证加阳陵泉、阴陵泉、足三里、三阴交平调阴阳。

【操作】定好区域后，以酒精棉球常规消毒。舞蹈震颤区选用直径 0.3mm、长 25mm 的不锈钢毫针，采用平刺法向下刺入至针体 2/3，进入帽状腱膜下层，间隔 1 寸施针 1 枚，小幅度快速捻转针柄，得气后连接电针仪，强度以患者耐受为度，留针 30 分钟。其他穴位均采用常规刺法，平补平泻。

【适应证】痰热动风型、气血两虚型、阳气虚衰型帕金森病。

【注意事项】接受治疗期间防止感染、晕针；防止刺伤神经、血管。

【出处】《电针舞蹈震颤区对帕金森病患者 fMRI 的影响及其即时疗效探讨》苏诚欢，2009 年。

（二）灸法

处方 288

引气归元（中脘、下脘、气海、关元），心俞（双侧），膈俞（双侧），胆俞（双侧），脾俞（双侧），膀胱俞（双侧），悬钟（双侧）。

【操作】将质量上乘的陈年艾绒制成麦粒大小的艾炷，置于涂过烫伤油的相应腧穴上点燃，至患者穴位处皮肤潮红或不能耐受时移除，每穴连续施灸 5 壮。

【适应证】风阳内动型帕金森病。

【注意事项】接受治疗期间防止烫伤。

【出处】《中华中医药杂志》2015，（30）：8.

处方 289

神阙穴。

【操作】嘱患者取仰卧位，脐部神阙穴常规消毒后，以温开水调面粉成面圈状绕脐 1 周，后将麝香末约 0.02g 纳入脐中，再取赵国华主任医师研制的炼脐接寿散（制乳香、制没药、人参、猪苓、萆薢、续断、厚朴、两头尖，按 1∶1∶0.5∶0.5∶1∶1∶1∶0.5 配制）填满脐孔，用艾炷（艾炷底盘直径与面圈内径相同，约 1.2cm，高约 1.5cm）施灸 20 壮，灸后胶布固封脐中药末，再次治疗时换用新药，隔日治疗 1 次，15 次为 1 个疗程，休息 2~3 天再进行下 1 个疗程。

【适应证】气血不足型帕金森病。

【注意事项】接受治疗期间防止烫伤；皮肤红肿禁用。

【出处】《中国针灸》2005，（25）：9.

（三）皮内针埋针

处方 290

心俞，胆俞。

【操作】将麦粒型皮内针平刺入穴位的真皮后用胶布覆盖固定，留置 2~3 天，左右交替进行。

【适应证】气血亏虚、阳气虚衰、髓海不足型帕金森病。

【注意事项】接受治疗期间防止刺伤血管，皮肤红肿禁用。

【出处】《中华中医药杂志》2015，（30）：8.

（四）健身气功法

处方 291

六字诀（嘘、吹），易筋经（倒拽九牛尾、九鬼拔马刀），八段锦（两手托天理三焦、左右开弓似射雕）、五禽戏（虎举）、马王堆导引术（挽弓）、五禽戏（鸟飞式）、大舞（揉脊式、摩肋式）、导引养生功十二法（金鸡报晓）。

【操作】（1）八段锦：双手托天理三焦，左右开弓射大雕，调理脾胃需单举，五劳七伤往后瞧，摇头摆尾去心火，两手攀足固肾腰，攒拳怒目增气力，背后七颠百病消。

（2）五禽戏：包括虎戏、鹿戏、熊戏、猿戏、鸟戏。

（3）易筋经：12 势包括韦驮献杵、摘星换斗、三盘落地、出爪亮翅、倒拽九牛尾、九鬼拔马刀、青龙探爪、卧虎扑食、打躬势、工尾势。

【适应证】帕金森病，症见头摇肢颤，筋脉拘挛。

【注意事项】接受治疗期间防止扭伤、用力过猛。

【出处】《健身气功对轻中度帕金森病患者运动功能的影响》郭亚东，2018 年。

（五）耳穴疗法

处方 292

皮质下、缘中、神门、枕、颈、肘、腕、指、膝等。

【操作】每次取 2~4 穴，毫针针刺，施以中等刺激或加用电针刺激或用耳穴压豆法，每日或隔日治疗 1 次。

【适应证】帕金森病，症见头摇肢颤，筋脉拘挛。

【注意事项】接受治疗期间防止感染。

【出处】《腹针结合艾灸治疗帕金森病的临床研究》张鹏，2008 年。

（六）刺血疗法

处方 293

曲泽、委中、大椎、太阳等。

【操作】可在上述穴位所在部位找到瘀血络脉，常规消毒后，用消毒三棱针迅速刺入约 1cm，任其自然出血，待血止后，再加拔火罐，进一步拔出瘀血。每 2 周刺血 1 次。

【适应证】帕金森病，症见头摇肢颤，筋脉拘挛。

【注意事项】接受治疗期间防止感染。

【出处】《现代康复》2000，（4）：3.

（七）推拿按摩法

处方 294

风池，风府，五经（督脉以及两侧膀胱经、胆经），百会，大椎，腰阳关，桥弓，太阳，坎宫，天门，头维，四神聪，舞蹈震颤控制区，肩井，极泉。

【操作】按揉风池、风府，拿五经，掌根震击百会，拳背震击大椎及腰阳关，自上而下直擦督脉一次，自上而下单手拇指推桥弓穴，先左后右每侧各推 7 次。再揉太阳，分推坎宫，开天门，掐揉头维、四神聪、百会，梳理舞蹈震颤控制区，由前向后沿胆经施扫散法，各部穴均操作。依次横擦前胸、肩背、腰部，透热为度。再拿捏肩井，按揉极泉。

【适应证】帕金森病，症见头摇肢颤。

【注意事项】接受治疗期间防止擦伤。

【出处】《按摩与导引》1994，（4）：1.

综合评按： 大量文献报道显示，中医外治法治疗帕金森病在临床治疗中显示出很大的优势，可缓解帕金森病患者的痛苦，具有副作用少、疗效显著、见效快、价格低廉等特点。对于后期帕金森病患者，临床上可以采取多种中医外治法联合治疗，中西医结合治疗。另外，除药物及中医外治法外，可建议患者长期进行适当锻炼，清淡饮食，规避一切邪气，调畅情志。

第十四节　阿尔茨海默病

阿尔茨海默病，又称老年性痴呆，是一种病因不明的中枢神经系统进行性变性疾病。本病起病缓慢、隐袭，呈进行性加重，主要表现为获得性认知功能障碍综合征，智能障碍包括记忆、语言、视空间功能不同程度受损，人格异常和认知（概括、计算、判断、综合和解决问题）能力降低，常伴行为和情感异常，患者日常生活、社交和工作能力明显减退，根据临床表现可分为早、中、晚期。本病发病率随年龄增长而增高，65 岁以上人群患病率约为 5%，85 岁以上患病率约为 20%，男性与女性经年龄校正的患病率相等。通常为散发，约 5% 的患者有明确家族史。一般总病程为 2~12 年，多死于感染、衰竭，发病年龄越大，存活时间越短，目前对本病尚无确切有效的治疗措施。根据临床表现和特征，本病属于中医学的"痴呆""呆病""善忘"范畴。

1. 临床诊断

本病的诊断主要根据患者详细的病史和临床症状，辅以精神心理、智能检测和神经系统检查，但确诊的金标准为病理诊断（包括活检与尸检）。根据病理诊断金标准对临床诊断进行评价，临床诊断要点的敏感度平均为 81%，特异性平均为 70%。临床诊断应包括以下内容：发病年龄 40~90 岁，多在 65 岁以后；起病隐袭，进行性加重的记忆力减退（以近记忆为主）及其他智能障碍，病程缓慢进展至少持续 6 个月；必须有 2 种或 2 种以上的认知功能障碍；根据临床症状确定有痴呆，神经心理检测符合有痴呆存在；无意识障碍，可伴有精神、行为异常；排除可导致进行性记忆和认知功能障碍的脑病。

2. 中医分型

（1）髓海不足证：年老渐呆，智能减退，或仅有遇事多忘，近记忆力减退，头晕耳鸣，齿枯发焦，腰酸腿软，懈惰思卧，步行艰难，舌瘦色淡，苍白，脉沉细弱。

（2）肝肾阴虚证：理解力和计算力减退，神情呆滞，反应迟钝，沉默寡言，举动不灵，头晕目眩或耳鸣，或肢麻，腰膝酸软，舌质暗红，舌体瘦小，苔薄白或少苔，脉沉细弱或沉细弦。

（3）脾肾阳虚证：记忆力减退，失认失算，表情呆滞，沉默寡言，口齿含糊，腰膝酸软，倦怠流涎，四肢欠温，纳呆乏力，腹胀便溏，舌淡体胖，苔白或白滑，脉沉细弱。

（4）痰浊阻窍证：智力减低，表情呆钝若木鸡，喃喃自语或终日无语，或哭笑无常，头重如裹，口多涎沫，不思饮食，倦怠嗜卧，脘腹胀痛或痞满，舌质淡，苔白腻，脉细滑。

（5）瘀血阻窍证：智力减低，神情呆滞，肢体酸胀麻木，或兼胸闷太息，唇甲色暗，心烦失眠，舌暗淡有瘀斑或瘀点，脉弦细或涩。

一、药物外治法

（一）穴位注射法

🥄处方 295

乙酰谷酰胺注射液，复方当归注射液。取穴：主穴取肾俞，配穴取足三里、三阴交，均取双侧。

【用法】嘱患者取正坐位或卧位，穴位常规消毒后，用 5ml 注射器连接 6 号针头，抽取乙酰谷酰胺注射液 2ml、复方当归注射液（含当归、川芎、红花）4ml，将两液混合。然后分别刺入上述穴位。针刺主穴用补法，即进针缓慢，得气后快速小幅度提插 3 次，再快速注入药液，每穴 1.5ml，然后快速出针。配穴用泻法，即进针疾速，进针后即缓慢注入药液，每穴 1.5ml，再徐徐出针。隔天 1 次，10 天为 1 个疗程，休息 3 天后行第 2 个疗程。

【适应证】瘀血阻窍型痴呆。

【注意事项】避免药物注入血管；避免针头损伤血管及神经。

【出处】《上海针灸杂志》1997，16（3）：9.

（二）穴位贴敷法

处方 296

当归60g，黄芪90g，丹参90g，细辛20g，肉桂20g。主穴：大椎，风池，神门，合谷。配穴：足三里、三阴交、太冲等。

【用法】上药共研细末，用黄酒调成糊状，置于贴膜上，贴于穴位处，1日或隔日换1次，20天为1个疗程，共治疗3个疗程。

【适应证】脾肾阳虚型痴呆。

【注意事项】固定牢固，防止脱落。

【出处】《实用中医药杂志》2013，29（10）：829.

处方 297

黄芪、石菖蒲、川芎各等份。取穴：大椎，神门，足三里，三阴交。

【用法】上药各等份混合研磨成细末，加黄酒做成药丸状。用医用胶布将药丸固定在穴位上，每次贴敷6小时，每周2次，每3周后休息1周，疗程共8周。

【适应证】痰浊阻窍型、瘀血阻窍型痴呆。

【注意事项】固定牢固，防止脱落。

【出处】《江西中医药》2009，（9）：61-62.

二、非药物外治法

（一）刮痧法

处方 298

耳屏前，头部。

【操作】用厚刮痧板在耳屏前（从鬓角后缘至耳垂前）从上而下刮治，手法应轻柔、快捷、流畅，力度以皮色基本不变、有发热而无痛感为度，频率为2~3次/秒，每边分别刮30次。头部刮拭：用稍重的力度，以百会为中心，呈放射状方式向头部各个方向进行刮拭。1 天 1 次，1 周 5 次，2 周为 1 个疗程，连续 2 个月，共治疗 4 个疗程。

【适应证】痰浊阻窍型痴呆。

【注意事项】动作轻柔，防止刮伤皮肤。

【出处】《经络刮疗对老年痴呆症的临床观察》郑昌岳，2016 年。

（二）针刺疗法

处方 299

主穴：百会，脑户，风池，膻中，大椎，神门，大陵。心脾两虚配心俞、厥阴俞、脾俞、足三里；肝肾亏虚配肝俞、肾俞、志室、太溪、复溜；痰阻血瘀配公孙、丰隆、合谷、三阴交；阴虚火旺配人中、劳宫、后溪、太冲、复溜、行间。

【操作】一般选主穴 3~4 个，并随症取配穴 2~3 个，各穴除任督两经穴位外均取双侧，进针得气后施以提插捻转补法（行间用泻法），留针 15 分钟，背俞穴可不留针。隔日 1 次，15 次为 1 个疗程，疗程间休息 5 天。

【适应证】肝肾阴虚型、痰浊阻窍型、瘀血阻窍型痴呆。

【注意事项】避开重要血管、神经。

【出处】徐三文，梅炳银，李丽，等.《常见中医脑病外治法》科学技术出版社.

处方 300

分组取穴法：第一组取大椎、安眠 2、足三里；第二组取哑门、安眠、内关；备用穴取肾俞、副哑门（第 3、4 颈椎棘突旁开 0.5 寸）。

【操作】常规针刺，强刺激，每日 1 次，两组穴位交替使用。10 天为 1 个疗程，疗程间休息 3~4 天。

【适应证】痰浊阻窍型痴呆。

【注意事项】避开重要血管、神经。

【出处】徐三文，梅炳银，李丽，等.《常见中医脑病外治法》科学技术出版社.

处方 301

水沟，百会，大椎，风池，内关透外关，太溪，悬钟。

【操作】水沟、内关透外关穴得气后施以提插强刺激，太溪、悬钟穴得气后行捻转补法，以上各穴留针 30 分钟；百会、风池穴行平补平泻法，留针 20 分钟；大椎穴行补法，留针 20 分钟。百会、大椎加温和灸 3~5 分钟。每日 1 次，10 次为 1 个疗程，疗程间休息 2 天。

【适应证】痰浊阻窍型痴呆。

【注意事项】避开重要血管、神经。

【出处】徐三文，梅炳银，李丽，等 .《常见中医脑病外治法》科学技术出版社 .

处方 302

四神聪，风池，内关。髓海不足取绝骨、风府；肝肾亏虚取肝俞、肾俞、足三里；脾肾两亏取足三里、三阴交、太溪；心肝火盛取太冲、行间、侠溪、神门；痰浊阻窍取丰隆、中脘、足三里；气滞血瘀取血海、四关。

【操作】常规消毒，快速针刺，得气后连接 C6805 电针治疗仪，施以连续波，频率为 2~4 次 / 秒，刺激量以患者能耐受为度。

【适应证】髓海不足型、肝肾阴虚型、痰浊阻窍型、瘀血阻窍型痴呆。

【注意事项】注意针刺时勿手法太重，电疗时电流勿太大。

【出处】徐三文，梅炳银，李丽，等 .《常见中医脑病外治法》科学技术出版社 .

处方 303

百会，四神聪，足三里，太溪，大钟，悬钟。肝肾亏虚型加肝俞、三阴交；气血虚加气海、膈俞。

【操作】头针以 30° 夹角沿皮刺入帽状腱膜下 1~1.5 寸，以补法提插数次；体针垂直刺入 1~1.5 寸，行补法，待得气后，在足三里、太溪、大钟、悬钟分别行温针灸 2 壮，待针渐凉后换下。每日 1 次，10 天为 1 个疗程。

【适应证】肝肾阴虚型痴呆。

【注意事项】避开重要血管、神经。

【出处】《上海针灸杂志》2014，33（11）：996-997.

处方 304

四神聪，丰隆。脾肾阳虚者取肾俞、脾俞及命门；肝肾亏损者取肾俞、太溪、肝俞及三阴交；肝胆郁火者取太冲、阳陵泉及侠溪。

【操作】取患者四神聪穴与丰隆穴，四神聪针刺选用 1 寸针灸针，斜向百会进针 0.5 分，行平补平泻手法。丰隆穴选用 1.5 寸针，直刺，行平补平泻手法。脾肾阳虚取肾俞、脾俞及命门。肾俞、脾俞选用 1.5 寸针，斜向脊柱方向进针 1 寸左右，行补法。命门穴选用 1 寸针，直刺 0.5~1 寸，行补法。脾肾亏损者取肾俞、太溪、肝俞及三阴交。肾俞、肝俞操作同前，太溪穴及三阴交穴选用 1.5 寸针，直刺 0.5~1 寸，行补法。肝胆郁火者取太冲、阴陵泉及侠溪，选用 1.5 寸针，进针 1 寸左右，行一进三退泻法。以上治疗均 1 次 / 隔日，10 天为 1 个疗程，共治疗 3 个疗程。

【适应证】老年性痴呆。

【注意事项】避开重要血管、神经。

【出处】《中西医结合心血管病杂志》2019，7（8）：8.

（三）拔罐疗法

处方 305

背俞穴（第 7 颈椎至骶尾部督脉及其两侧足太阳膀胱经循行的部位）。

【操作】首先，在取穴部位的皮肤表面或健身罐口涂少量石蜡油，将一健身罐扣在大椎穴上，用力压出罐内空气，使罐吸附在皮肤表面，用手将罐体在患者背部在督脉循行的部位来回缓慢推移 3 次，将罐留拔于大椎穴，紧接着，另取一健身罐，依前法从左侧肾俞向上至大杼穴来回缓慢推移 3 次，将罐留拔于左侧肾俞穴，然后如同左侧方法将罐留拔于右侧肾俞穴，如此按督脉—左—右的顺序反复走罐拔吸，至局部皮肤出现潮红为度，最后将 3 个健身罐分别拔吸在大椎和两侧肾俞 3 个穴位上，留罐 30 分钟，每日 1 次，15 天为 1 个疗程。起罐后将石蜡油擦净。

【适应证】髓海不足型痴呆。

【注意事项】避免罐内负压过高，防止局部软组织损伤。

【出处】《新中医》1996，28（12）：31.

综合评按： 本病病位在脑，其本在肾，与五脏有关，情志因素与痴呆关系密切，抑郁、思虑、恼怒、悲伤等不良精神刺激易导致痴呆的发生。脾失运化，水气、水湿不分，痰湿内生，血行不畅，痰瘀阻脉。脑失所养，或痰瘀蒙窍，易形成虚实夹杂之证。本病治疗以调畅情志为基础，治以养血活血，补肾益精，健脾益气，予针灸、穴位贴敷、耳穴压豆等中医外治法治疗，均可使认知能力、记忆力、计算力、定向能力等有不同程度的提高，从而控制病情发展，提高生活质量。中医外治法治疗本病目前以针灸疗效相对突出，耳穴压豆更易被患者接受，且操作简单，余中医外治疗法亦均有效，因此，采用中医外治法治疗老年痴呆，方法科学，疗效可靠，值得推广。

第十五节　重症肌无力

重症肌无力是一种横纹肌神经 - 肌肉接头点处传导障碍引起的自身免疫性疾病，以肌肉易疲劳为主要症状，症状表现特性为晨轻暮重，当患者在休息或用胆碱酯酶抑制剂治疗后症状减轻。中医文献并无"重症肌无力"病名的确切记载，后世医家分析和总结其临床表现，认为其与"痿病""喑痱""睑废""大气下陷"等相似，一般统称为"痿证"。

1. 临床诊断

（1）某些特定的横纹肌群肌无力呈斑片状分布，表现出波动性和易疲劳性；肌无力症状晨轻暮重，持续活动后加重，休息后缓解、好转。通常以眼外肌受累最常见。

（2）药理学表现：新斯的明试验阳性。

（3）重复电刺激检查：低频刺激波幅递减10%以上；单纤维肌电图测定的"颤抖"增宽，伴或不伴有阻滞。

（4）抗体：多数全身型重症肌无力患者血中可检测到抗乙酰胆碱抗体，

或在极少部分重症肌无力患者中可检测到肌肉特异性酪氨酸激酶抗体、人低密度脂蛋白受体相关蛋白4抗体。在具有重症肌无力典型临床特征的基础上，具备药理学特征和（或）神经电生理学特征，临床上则可诊断为重症肌无力。有条件的单位可检测患者血清抗乙酰胆碱抗体等，有助于进一步明确诊断。需除外其他疾病。

根据改良的Osserman分型，分为以下几型（《中国重症肌无力诊断和治疗指南（2015年版）》）。Ⅰ型：眼肌型，病变仅局限于眼外肌，2年之内其他肌群不受累。Ⅱ型：全身型，有一组以上肌群受累。包括ⅡA型，即轻度全身型，四肢肌群轻度受累，伴或不伴眼外肌受累，通常无咀嚼、吞咽和构音障碍，生活能自理；ⅡB型，即中度全身型，四肢肌群中度受累，伴或不伴眼外肌受累，通常有咀嚼、吞咽和构音障碍，生活自理困难。Ⅲ型，即急性重度全身型，起病急，进展快，发病数周或数月内累及咽喉肌，半年内累及呼吸肌，伴或不伴眼外肌受累，生活不能自理。Ⅳ型，即晚期重度全身型，隐袭起病，缓慢进展，2年内逐渐进展，由Ⅰ、ⅡA、ⅡB型进展而来，累及呼吸肌。Ⅴ型，即肌萎缩型，起病半年内可出现骨骼肌萎缩、无力。

2. 中医分型

（1）脾胃气虚证：胞睑下垂，朝轻暮重，少气懒言，肢体痿软，或咽下困难，纳差便溏，面色萎黄，舌质淡或胖大，边有齿痕，苔薄白，脉细弱。

（2）脾肾两虚证：面色㿠白，言语不清，咽下困难，抬颈无力，四肢倦怠无力，或头晕耳鸣，腰膝酸软，腹部冷痛，久泄久痢，小便清长，或浮肿少尿，或便溏，或完谷不化，舌淡胖，苔薄白或白滑，脉沉迟无力或沉细。

（3）气阴两虚证：视歧，目昏，睛珠干涩，形体消瘦，神疲乏力，少气懒言，自汗，口燥咽干，或颧红盗汗，五心烦热，舌红少苔，脉虚或细数。

（4）督阳亏虚，络气虚滞证：胞睑下垂，眼球转动迟滞或固定不移，语声低微，咀嚼无力，饮水反呛，或抬头困难，端坐费力，步履艰难，肌肉瘦削，动则加剧，静则舒缓，迁延日久，反复发作，形寒肢冷，脊背四肢不温，舌质淡胖有齿痕，苔白，脉沉迟弱。

（5）大气下陷证：呼吸费力，咳声低微，咯痰不出，甚至气虚欲脱，颈软头倾，不能自持，呼吸急促，张口抬肩，不能平卧，汗出频频，病情危重则呼吸微弱表浅，精神烦躁或意识障碍，舌质淡或暗，苔白或黄厚腻，脉沉迟微弱或滑数。

一、药物外治法

（一）穴位注射法

处方 306

维生素 B_1 注射液、维生素 B_{12} 注射液。取穴：肩髃，曲池，手三里，外关，髀关，足三里，阳陵泉。

【用法】取 2~3 个穴位，常规消毒后，用 5ml 注射器吸取维生素 B_1 注射液 10mg、维生素 B_{12} 注射液 0.1mg 做穴位注射，每穴注入 0.5~1.0ml，每天 1 次，15 天为 1 个疗程，休息 4~5 天接受下 1 个疗程治疗。

【适应证】眼型重症肌无力。

【注意事项】注射时常规消毒皮肤，药液混匀，进针后轻轻提插，待穴位得气、抽无回血再注药液。

【出处】《河北中医》2018，（1）：157.

处方 307

黄芪注射液，参附注射液。

【用法】黄芪注射液、参附注射液按 1∶1 比例配成混合液。双侧足三里、曲池穴位注射黄芪注射液、参附注射液混合液各 1ml，隔天 1 次。

【适应证】脾胃气虚、脾肾两虚、气阴两虚、督阳亏虚络气虚滞、大气下陷型重症肌无力。

【注意事项】注射时常规消毒皮肤，药液混匀，进针后轻轻提插，待穴位得气、抽无回血再注药液。

【出处】《现代诊断与治疗》2012，（4）：236.

处方 308

注射用甲钴胺。

【用法】严格消毒后，将 2 支 0.5mg 甲钴胺注射液用 2ml 注射用水稀释后交替注射于双侧手三里、足三里，每穴注入 1ml。隔日 1 次，每周 3 次，1 周为 1 个疗程。

【适应证】脾胃气虚型重症肌无力，症见上睑下垂。

【注意事项】穴位注射部位不按揉，不热敷，让药物自然吸收；治疗期间注意休息和保暖。

【出处】《实用中医药杂志》2016，（5）：507.

处方 309

维生素 B$_{12}$ 注射液，地塞米松注射液，利多卡因注射液。取穴：阳白透鱼腰，攒竹，睛明，丝竹空。

【用法】将维生素 B$_{12}$1ml、地塞米松 2~5mg、利多卡因 1ml 制成混合液后，以上穴位每次每穴注射 0.5~1ml 混合液，视药物吸收情况每日或隔日 1 次。

【适应证】眼型重症肌无力。

【注意事项】穴位注射部位不按揉，不热敷，让药物自然吸收；治疗期间注意休息和保暖。

【出处】《中国民间疗法》2014，22（3）：29.

（二）中药渍渍法

处方 310

桑枝 30g，羌、独活各 30g，桑寄生 30g，杜仲 30g，防己 30g，伸筋草 30g，络石藤 30g，鸡血藤 30g。

【用法】以上药物水煎外敷，水温可达 38~42℃，以患者舒适为宜，渍渍时用药毛巾热敷患肢 15~30 分钟。

【适应证】各种证型重症肌无力。

【注意事项】渍渍治疗过程中注意观察皮肤情况，防止烫伤，掌握药毛巾的温度，不可在皮肤病变及破损处行渍渍疗法。

【出处】《现代诊断与治疗》2012,（4）：236.

（三）敷脐法

处方311

参茸强力散（由鹿茸、人参、淫羊藿、马钱子、麻黄、菟丝子、枳实等组成）3~5g。

【用法】脐部常规消毒，每次取3~5g外贴神阙穴，并用胶布固定，每24小时换药1次，15天为1个疗程，连用2个疗程，病情无缓解者视为无效。

【适应证】脾胃气虚、脾肾两虚型眼肌型重症肌无力，特别对小儿患者更为适用。

【注意事项】注意脐部颜色，防止过敏现象发生。

【出处】《中国民间疗法》2007,（5）：15.

（四）火龙灸

处方312

生附子30g，肉桂10g，炒杜仲20g，怀牛膝15g，当归12g，黄芪100g，党参20g，川芎15g，吴茱萸12g，丁香15g，菟丝子20g，桑寄生15g，生地黄15g，人工麝香3g，冰片15g，透骨草18g。

【用法】①嘱患者俯卧，充分暴露背部，沿脊柱正中（大椎至腰俞穴）均匀铺撒上述药物所制药粉15~20g。②将桑皮纸（100cm×10cm）平铺于后背正中。③将生姜泥（1kg新鲜生姜洗净，打碎，去汁）铺于桑皮纸上，垒成梯柱状姜墙（宽约5cm，高约3cm，长为大椎至腰俞穴）。④再将10年蕲艾绒捏成橄榄状艾炷（长约5cm，中心直径约2cm），将约12个艾炷首尾相连平铺于生姜泥上，同时点燃"头、身、尾"3处艾绒，待第1壮燃尽后，行第2壮，操作同第1壮。每次2~3壮，每次1~1.5小时，灸至患者背部皮肤呈现红晕、自觉热感渗透，每周治疗1次。

【适应证】脾肾两虚型，督阳亏虚、络气虚滞型重症肌无力。

【注意事项】嘱患者治疗后饮用适量温开水，忌贪冷饮，避风寒，同时注意休息，避免过度劳累，食小米粥以养脾胃。

【出处】《中国针灸》2018,（10）：1063.

（五）药物灸法

处方 313

补中益气丸适量。取穴：百会，膻中，丝竹空，攒竹，阳白，太阳。

【用法】补中益气丸一分为二，压成圆饼形放于百会穴、膻中穴及眼周丝竹空穴、攒竹穴、阳白穴、太阳穴，并在每穴药饼上点燃小艾炷灸 3~5壮，以施灸局部皮肤潮红为度，2 天 1 次，1 个月为 1 个疗程。

【适应证】脾胃气虚型、大气下陷型眼肌型重症肌无力。

【注意事项】时刻观察，防止烫伤。

【出处】《世界最新医学信息文摘》2018，（12）：27.

二、非药物外治法

（一）针刺疗法

处方 314

主穴：脾胃气虚型选血海、脾俞、足三里、三阴交；脾肾两虚型选血海、脾俞、肾俞、三阴交；气阴两虚型选三阴交、关元、气海；督阳亏虚，络气虚滞型选命门、百会、大椎、身柱；大气下陷型选膻中、肺俞、气海俞、天突、定喘。

配穴：眼肌无力者，加攒竹、鱼腰、太阳、四白；单纯上睑下垂者，加阳辅、申脉；咀嚼无力者，加合谷、下关；吞咽无力者，加风池、哑门、天突、廉泉；颈项无力者，加风池、天柱、列缺；四肢无力者，加肩髃、曲池、外关、环跳、解溪、风市、阳陵泉、太冲等。

【操作】常规针刺，施行补法，刺入之后留针 30~40 分钟，每日 1 次，10 次为 1 个疗程。间隔 2~3 日才可以开始第 2 个疗程。

【适应证】相应证型重症肌无力。

【注意事项】皮肤过敏、外伤、溃疡处禁用；大出血、过饱、大汗、大渴、过饥、酒醉和过劳者禁用。

【出处】中华中医药学会.《痿病（重症肌无力）中医诊疗方案（2018年版）》。

处方 315

腹针法：引气归元（中脘，下脘，气海，关元），大横，气穴，气旁，中脘上，商曲，建里。

【操作】皮肤常规消毒，以 0.20mm×40mm 毫针按针灸处方顺序进针，进针时避开毛孔、血管，其中引气归元刺地部，大横、气穴、气旁、商曲、建里刺人部，中脘上刺天部，无须得气，不提插、不捻转。留针 30 分钟后起针。每日或隔日 1 次，15 天为 1 个疗程。

【适应证】脾胃气虚型重症肌无力。

【注意事项】皮肤过敏、外伤、溃疡处禁用；大出血、过饱、大汗、大渴、过饥、酒醉和过劳者禁用。

【出处】《中国中医眼科杂志》2019，（5）：393.

处方 316

合谷、内关、曲池、百会、人中、风池、供血等。

【操作】采用通经活血开络针法（合谷、内关、曲池、百会、人中等）及项针疗法（风池、供血等），每日 1 次，每次 30 分钟。

【适应证】各种证型重症肌无力。

【注意事项】皮肤过敏、外伤、溃疡处禁用；大出血、过饱、大汗、大渴、过饥、酒醉和过劳者禁用。

【出处】《现代诊断与治疗》2012，（4）：236.

处方 317

主穴：申脉，照海。配穴：百会，前顶，囟会，神庭，阳白，丝竹空，攒竹，四白，列缺，三阴交。

【操作】选取 1.5 寸毫针，针刺深度为 0.5~0.8 寸，根据病情运用补泻手法，留针 40 分钟，每 10 分钟行针 1 次，每次 3 分钟，每日 1 次，15 天为 1 个疗程。

【适应证】眼肌型重症肌无力。

【注意事项】皮肤过敏、外伤、溃疡处禁用；大出血、过饱、大汗、大渴、过饥、酒醉和过劳者禁用。

【出处】《江苏中医药》2014，46（6）：59.

（二）灸法

处方 318

脾胃气虚型选足三里、三阴交、关元、气海、神阙等穴；脾肾两虚型选脾俞、肾俞、三阴交、关元等穴；气阴两虚型选三阴交、关元、气海等穴；督阳亏虚，络气虚滞型选华佗夹脊穴、督俞、关元、命门等穴；大气下陷型选膻中、肺俞、天突、关元、气海等穴。

【操作】可使用灸盒、艾条灸、隔姜灸，每次 20~30 分钟，每日 1 次。

【适应证】相应证型重症肌无力。

【注意事项】温度要适宜，勿烫伤皮肤。

【出处】中华中医药学会.《痿病（重症肌无力）中医诊疗方案（2018年版）》。

处方 319

阳白、足三里、肝俞、脾俞、肾俞等穴。

【操作】患者取仰卧位，对选定穴位进行常规消毒，鲜姜切 3~4mm 圆片，1 元硬币大小，置于阳白穴、双侧足三里穴，分别放上小艾炷点燃，其中阳白穴灸 3 壮，足三里灸 5 壮。灸毕改俯卧位，按照前述方法在选定的其他穴位处用中等艾炷施灸，每穴灸 5 壮。上述方法每天 1 次，10 天为 1 个疗程。

【适应证】各种证型重症肌无力。

【注意事项】温度要适宜，勿烫伤皮肤。

【出处】《世界最新医学信息文摘》2018，（12）：27.

（三）电针法

处方 320

夹脊穴，肝俞，脾俞，肾俞，极泉，肩髃，曲池，合谷，手三里，环跳，殷门，委中，阳陵泉承山，足三里，三阴交，悬钟，解溪。

【操作】颈夹脊穴向脊椎方向斜刺 40mm，使酸、困、胀、麻等感觉向上肢放射；腰夹脊穴向腰椎方向斜刺 50mm，使酸、困、胀、麻等感觉向下肢放射；环跳直刺 80mm 左右，使针感向下肢放射，有时可放射至足踝部；极泉针刺时应避开血管，针感可放射至整个上肢部；余穴常规消毒，行常规针刺，施以补法。得气后，每天取颈、腰夹脊穴各 2 个，上下肢穴各 2 个，接通电针治疗仪，用疏密波中频刺激 30 分钟，隔日 1 次，20 天为 1 个疗程，每个疗程之间休息 5 天。

【适应证】全身型重症肌无力。

【注意事项】电流强度以耐受为度。

【出处】《中国针灸》2005，（10）：682.

🥣 处方 321

患侧新明、风池、阳白、鱼尾透鱼腰、攒竹等。

【操作】针刺上述穴位，得气后接电针仪，以连续波通电 30 分钟，每周 2 次，10 次为 1 个疗程。

【适应证】眼肌型重症肌无力。

【注意事项】因头面部毛细血管丰富，头面部取针时可多用棉签按压片刻，预防头面部出血。

【出处】《河北中医》2018，（1）：157.

（四）温针灸

🥣 处方 322

委中、命门、肾俞、大肠俞及环跳穴等。延髓肌型可加内关与三阴交；全身型可加手三里、肩髃；眼肌型可加合谷穴。

【操作】患者取俯卧位，对穴位予以常规消毒处理，毫针刺入命门、肾俞及大肠俞中，以感到麻胀、酸胀为度。将毫针刺入环跳穴，同样以感到麻胀、酸胀为度，且针感朝下肢放射传导。将毫针刺入委中穴，以感到麻胀且朝足跟放射为宜。在针刺配穴时，以局部得气为宜。所有穴位在得气之后，实施平补平泻手法，时间为 60 秒，随后将艾段（2~3cm）套于针柄之上，将艾段点燃进行温针灸，在艾绒烧尽之后，将灰烬去除且将针拔下。每天 1 次，10 次为 1 个疗程，持续治疗 2 个疗程，疗程之间间隔 4~5 天。

【适应证】脾肾两虚型重症肌无力。

【注意事项】治疗过程中不断巡视，避免艾灰烫伤皮肤。

【出处】《中医临床研究》2016，（6）：126.

（五）刺血疗法

处方323

脾俞，气海俞，关元俞，督俞，大椎，身柱，至阳，脊中。易感风寒而感冒者加叩风门、肺俞；眼睑下垂者加天柱、悬枢；复视者加筋缩、魂门；不寐者加膏肓、神堂；肾虚者加肾俞、命门。

【操作】用梅花针叩刺以上穴位，每穴叩刺部位呈鸡蛋大的圆形，从内到外，施以轻度至中度手法叩刺，每日叩打1次。

【适应证】脾胃气虚型、脾肾两虚型、督阳亏虚型、大气下陷型重症肌无力。

【注意事项】皮肤过敏、外伤、溃疡处禁用；治疗部位1天内不能沾水，避免感染。

【出处】《新中医》2010，（7）：90.

（六）耳针

处方324

主穴：眼，皮质下，脾。配穴：肝，肾，内分泌。

【操作】先施以毫针刺法。主穴每次选2~3穴，备用1~2穴。在双侧耳穴寻得敏感点后，快速捻转刺入，并运针至出现胀、热、痛感，留针30分钟，每隔5分钟捻转1次，以强化刺激。每日1次，10次为1个疗程，第3个疗程起视症情改善，可改为耳穴埋针或耳穴压丸，每次选3~5穴，每周2次，10次为1个疗程。

【适应证】眼肌型重症肌无力。

【注意事项】皮肤过敏、外伤、溃疡处禁用；大出血、过饱、大汗、大渴、过饥、酒醉和过劳者禁用。

【出处】《新医学》1972，（12）：25.

（七）耳穴压豆疗法

处方 325

面颊区、眼、皮质下、神经点、脾、肝、肾等。

【操作】患者端坐，选定穴位，再用 75％乙醇加 2％碘酒浸泡的棉球行全耳廓消毒，以 0.6cm×0.6cm 粘有王不留行籽的胶布固定于耳穴上，两耳交替取穴，每周换 1~2 次。10 天为 1 个疗程。

【适应证】眼肌型重症肌无力。

【注意事项】治疗期间，每天按压 3~4 次，按压至耳廓发热或有烧灼感为止。

【出处】《河北中医》2018，（1）：157.

（八）推拿按摩法

处方 326

患肢肌肉。百会，风池，脾俞，胃俞，腰俞。

【操作】（1）异常肌肉按摩：帮助患者取平卧位，充分暴露患肢，按摩师自上而下对患者进行滚法治疗，按压患者患肢肌肉。

（2）循经推按：帮助患者取俯卧位，按摩师将拇指伸展，其余 4 指呈弯曲状，将拇指螺纹面作为轴心对各部位肌肉用力按压，自上而下螺旋状移动，随后用右手手指指腹、屈伸的食指以匀速与同等的力度自上而下推按患肢肌肉。

（3）穴位点压：患者继续取俯卧位，按摩师骑跨于患者下肢，分别使用两手拇指自上而下点压患者百会、风池、脾俞、胃俞、腰俞等穴位，要求按摩师两手用力相同，按摩时间相同，每个穴位点压 30 秒。

（4）捏揉：患者继续取俯卧位，按摩师对其肌肉进行捏揉，两手拇指与食指交替自下而上捏揉，反复操作 3~5 次，每次约 30 分钟，每天 1 次，每周 6 次，1 个月为 1 个疗程。

【适应证】各型重症肌无力。

【注意事项】年老体弱、久病体虚、过度疲劳、过饥过饱、严重心脏病及病情危重者禁用或慎用推拿。

【出处】《实用中西医结合临床》2018,（10）：107.

处方 327

【操作】患者取坐位，操作者以推法推风池穴至大椎穴至肩井穴区域，以皮肤发热为宜。对上肢肌群与颈部进行弹拨，且对部分穴位（如手三里、肩髃及曲池）进行点按。之后，嘱患者取俯卧位，对患者背部的督脉、膀胱经、夹脊、命门、肾俞及环跳等进行推按。随后再嘱患者取仰卧位，操作者用手掌进行下推，部位为患者腹股沟至足背，数次后，以手指对受累肌群进行捏拿，顺序为由上至下，与此同时对解溪、足三里等进行点按，最终实施放松手法。每天 1 次，每次 30 分钟，10 次为 1 个疗程。

【适应证】各型重症肌无力。

【注意事项】年老体弱、久病体虚、过度疲劳、过饥过饱、严重心脏病及病情危重者禁用或慎用推拿。

【出处】《中医临床研究》2016,（6）：126.

（九）拔罐法

处方 328

肺俞，心俞，脾俞，肝俞，肾俞。

【操作】选 1 号或 2 号玻璃罐于背部双侧肺俞、心俞、脾俞、肝俞、肾俞行闪罐或走罐治疗，同时结合患肢游走罐治疗。

【适应证】重症肌无力。

【注意事项】有出血倾向的疾病禁用拔罐，新伤骨折、瘢痕、恶性肿瘤局部、静脉曲张、体表大血管处、局部皮肤弹性差者禁用；妇女月经期下腹部慎用；妊娠期下腹部、腰骶部、乳房处禁用；心、肾、肝严重疾病以及高热抽搐者禁用；皮肤过敏、外伤、溃疡处禁用；大出血、过饱、大汗、大渴、过饥、酒醉和过劳者禁用。

【出处】《现代诊断与治疗》2012,（4）：236.

综合评按：重症肌无力是一种自身免疫性肌病，本病易复发，症状逐渐加重，不易治愈，且针对本病的治疗尚无根本性突破。其中眼肌型重症肌无力最为常见，严重影响患者日常生活和工作。西医学多应用胆碱酯酶抑制剂、糖皮质激素、免疫抑制剂等治疗，虽然临床症状得到一定的改善，但副作用较大，手术治疗也存在一些争议。中医外治法治疗本病积累了一定的经验，关于治疗手段的选择，多以针刺为主，配合电针、艾灸、穴位注射和推拿按摩等，多能有效地改善患者的临床症状及生命质量，增强远期疗效，但还缺乏统一的辨证分型和疗效评定指标，作用机制也尚未明确，今后还需要更深入的研究，以进一步提高临床疗效。

第十六节　多发性神经病

多发性神经病又称末梢神经炎或周围神经炎，是以肢体远端受累为主的多发性神经损害。临床表现为四肢相对对称性运动感觉障碍和自主神经功能障碍，通常有肢体远端对称性感觉、运动和自主神经功能障碍。受累肢体远端早期可出现感觉异常如针刺、蚁走、烧灼、触痛和感觉过度等刺激性症状，随病程进展，渐出现肢体远端对称性深浅感觉减退或缺失，呈手套、袜套样分布。本病属于中医学的"麻木""血痹"范畴，多因外受风寒湿热诸邪或内生痰瘀之邪，或气血阴阳亏虚，导致气血运行不畅，皮肉筋脉不能充养引起局部或周身肌肤发麻，有如虫行，甚至全然不知痛痒。

1. 临床诊断

参照贾建平、陈生弟主编的《神经病学（第8版）》。主要依据肢体远端手套、袜套样分布的对称性感觉障碍，末端明显的弛缓性瘫痪，自主神经功能障碍，肌电图和神经传导测定有助于诊断，必要时可行神经组织活检。神经传导测定可有助于早期诊断亚临床病例。

2. 中医分型

参照王永炎、张伯礼主编的《中医脑病学》。

（1）风寒湿邪，痹阻经络：肢体麻木、重着、酸楚，或腰脊如板，活动不灵；或下肢自臀而下时作麻痹，状如触电，常与痹证共存，随阴天雨湿而症状加重，可先见疼痛，继以麻木为主症；病久入深者，则关节不利，麻木不仁，局部喜温恶寒，伴有手足凉，腰膝冷痛，肢体困重酸楚，舌质淡，苔薄白或白腻，脉多浮缓、弦滑或沉迟、濡缓。

（2）营卫失调，风邪入络：突然发病，手足麻木，多浅在肌表，或口眼歪斜，半侧颜面麻木不仁，甚流涎，平素多恶风自汗，易伤风感冒，舌淡，脉浮。

（3）湿热阻滞：麻木以下肢或两脚为主，重则手麻不能持物、足麻不能履地，自觉麻木沉重，伴疼痛或有灼热感，扪之肌肤热甚，得冷稍舒，甚则踏凉地而缓解，每于热天或雨天或患处近热后诸症状加重，口渴，饮水不多，口苦烦热，兼见头身困重，身热不扬，脘闷，舌质红，苔黄腻，脉弦数、满数或细数。

（4）气滞血瘀：肢体麻木不仁，重按之则稍减，部位固定不移，夜间更甚，肌肤甲错，或僵硬，甚则不用，肤色紫暗，或不知痛痒，口唇青紫面色黧黑，舌质暗，或有瘀点、瘀斑，脉细涩、沉涩，或弦涩，或结代。

（5）痰瘀阻滞：麻木日久，麻木处固定不移，尤以入夜加重，患处可有郁胀，按之稍舒，甚者针之不痛，掐之不觉，肌肤粗糙，头晕，肢沉闷痛，口干时渴，舌质暗紫或有瘀斑，舌下脉络增粗成团，苔滑腻，脉沉涩或弦滑。

（6）气虚不运：肢体发麻，犹如虫行皮肉之中，四肢不温，受寒、过度疲劳或大病之后上述症状加重，伴面色白，短气，乏力懒言，眩晕，倦怠嗜卧，精神萎顿，形寒自汗，畏寒，易感冒，动则气短，纳少，便溏，或先干后溏，舌淡或淡暗，舌体胖大，边有齿痕，苔薄白，脉弱。

（7）血虚不荣：手足麻木，关节拘急不利，甚则筋惕肉瞤，手足震颤，面白无华或萎黄，口唇眼睑淡白，爪甲不荣，皮肤偏干，头晕目眩，耳鸣心悸，失眠健忘，妇人经血量少色淡，衍期或经闭，舌嫩红，苔薄白，脉细无力或兼有数象。

一、药物外治法

（一）穴位注射法

✑处方 329

三磷酸腺苷 20mg，维生素 $B_1$100mg，胞二磷胆碱 500mg，注射用水 8ml。取穴：曲池，外关，八邪，足三里，悬钟，八风。

【用法】将上述药物混匀后抽取备用。常规消毒，采用 5ml 一次性注射器，将针头刺入穴内，上下缓慢提插，得气后回抽无血，将药物缓慢注入穴内。每次选 4 个穴，每穴注射药物 0.5~2ml，以上穴位交替应用。治疗每日 1 次，10 次为 1 个疗程，疗程间休息 2 日，治疗 3 个疗程后统计疗效。

【适应证】风寒湿邪痹阻经络型、湿热阻滞型末梢神经炎。

【注意事项】治疗期间禁食辛辣、刺激食物；预防治疗部位感染。

【出处】《中国针灸》2009，29（S1）：4.

处方 330

甲钴胺 500μg。取穴：双侧手三里或足三里。

【用法】常规消毒，进针后稍作提插捻转手法以令得气，无回血后推注，双侧穴位各 250μg。手三里、足三里隔日交替。

【适应证】湿热阻滞型、痰瘀阻滞型末梢神经炎。

【注意事项】治疗期间禁食辛辣、刺激食物；防止针刺处感染。

【出处】《新疆中医药》2008，26（6）：30–31.

处方 331

维生素 B_1 注射液 100mg，维生素 B_{12} 注射液 250μg。取穴：患肢手三里穴。

【用法】穴区常规消毒，用 5ml 注射器抽取维生素 B_1 100mg、维生素 B_{12} 250μg，针刺得气后，回抽无血后缓慢注射药物，出针后用消毒棉球按压针孔以防出血，每天注射 1 次。部分患者若第 2 天手三里穴位处仍然胀痛明显，可隔日 1 次，5 天为 1 个疗程。患者均经 1~3 个疗程治疗。

【适应证】湿热阻滞型、痰瘀阻滞型末梢神经炎。

【注意事项】治疗期间禁食辛辣、刺激食物；防止针刺处感染。

【出处】《福建中医药》2003，（4）：4.

处方 332

复方丹参注射液 2ml，维生素 B_{12} 注射液 1ml，辅酶 A 注射液 2ml。取穴：曲池，外关，足三里，委中，悬钟。

【用法】严格无菌操作，选 5ml 注射器接 5.5 号针头两具，其一抽取复方丹参注射液 2ml，其二抽取维生素 B_{12} 注射液 1ml、辅酶 A 注射液 2ml 备用。每次选一侧肢体，穴区常规消毒，在曲池、足三里进针得气，回抽无血后注入复方丹参注射液各 1ml，在外关、委中、悬钟如法注入维生素 B~12~、辅酶 A 的混合液各 1ml，出针后用消毒棉球按压针孔以防出血，每日治疗 1 次，左右交替，10 次为 1 个疗程，间隔 3 天进行下 1 个疗程，3 个疗程后统计疗效。

【适应证】痰瘀阻滞型、气滞血瘀型末梢神经炎。

【注意事项】治疗期间禁食辛辣、刺激食物；防止针刺处感染。

【出处】《针灸临床杂志》2000，（11）：18-20.

处方 333

0.9% 氯化钠注射液 100ml，2% 利多卡因注射液 100ml，天麻素注射液 0.8g。

穴位：（1）糖尿病引起的末梢神经病治则：健脾和胃，利湿消肿，润肠通便。处方：肝俞（双侧），脾俞（双侧），胃俞（双侧），水分，下脘，建里，中脘，足三里（双侧），大横（双侧），上巨虚（双侧），下巨虚（双侧），腹结（双侧），阳陵泉（双侧），阴陵泉（双侧），三阴交（双侧），太溪（双侧），绝骨（双侧）。

（2）风湿性关节炎引起的末梢神经病治则：祛风除湿，活血化瘀，通经活络止痛。处方：肩俞，肩髎，臂臑，曲池，手三里，外关，合谷，八风，血海，足三里（双侧），上巨虚，下巨虚（双侧），阴陵泉，阳陵泉，绝骨，三阴交，脾俞，胃俞。

【用法】按外科手术常规消毒操作规程：嘱患者取仰卧位，全身放松，根据具体疾病选择特定穴位 4~6 个，用标记笔做好标记，再用强力碘（0.5%~0.6%）严格按照外科手术操作规范进行消毒，取天麻素注射液 0.4g+2% 利多卡因注射液 10mg+0.9% 氯化钠注射液 20ml 制成混合液，然后选择特定穴位注射，每穴注射 5~10ml 混合液（根据穴位）。嘱患者休息。待患者不适感觉缓解后，再重复一次以上方法（穴位注射后按照循经走向扩散为佳）。针刺深度为 0.5~3.0cm（依据患者胖瘦和部位而定），出针，按压针孔，用创可贴贴 24 小时。每天 1 次，3~6 次为 1 个疗程，5~7 个疗程为 1 个治疗周期。治疗结束后随访 2 年以统计疗效。

【适应证】多发性神经病。

【注意事项】①严格无菌操作，防止感染。针刺时操作要轻、准，防止断针。②穴位注射部位最好在皮下组织与肌肉之间，选择肌肉丰满处的穴位。③根据不同部位，掌握穴位注射的深度，不要伤及内脏、大血管、神经干（不要直接结扎神经和血管），以免造成功能障碍和疼痛。④皮肤局部有感染或有溃疡时不宜穴位注射。肺结核活动期、骨结核、严重心脏病或妊娠期等均不宜使用本法。⑤在一个穴位上做多次治疗时，应偏离前次治疗的针孔。⑥注意注射后反应，有异常现象时应及时处理。⑦穴位注射后注意休息，禁食辛辣、刺激、肥厚、油脂类食物。

【出处】《新疆中医药》2014，32（6）：36–37.

处方 334

注射用水 0.1~0.5ml。

【用法】找出麻木感觉最强烈之处（阿是穴），即为注射点。若无明显麻木点则以异常感觉的两端（纵向）的端点作为注射点。局部常规消毒后，将吸有注射用水之针头（以 4.5~5 号为宜）垂直刺入注射点内，针刺深度为2cm 左右。抽吸无回血后快速推注，2 天 1 次，3 次为 1 个疗程。

【适应证】末梢神经炎。

【注意事项】治疗期间禁食辛辣、刺激食物；防止针刺处感染。

【出处】《四川中医》1985，（11）：49.

处方 335

药物：蜂毒。上肢取穴：百会，大椎，命门，身柱，曲池，手三里，尺泽，外关，八邪，十宣。下肢取穴：百会，命门，腰阳关，八髎，足三里，委中，太溪，太冲，至阴，八风。

【用法】蜂针直刺或蜂毒穴位注射，每日选 3~5 穴，重症患者每日可选8~10 穴。

【适应证】多发性末梢神经炎。

【注意事项】治疗期间禁食辛辣、刺激食物；防止针刺处感染；蜂毒过敏者禁用。

【出处】《蜜蜂杂志》1995，（8）：20–21.

（二）中药熏洗法

处方 336

末梢灵熏洗剂：延胡索 25g，川芎 20g，桂枝 15g，桃仁 10g，甘草 10g。

【用法】上药制成粉末，用沸水冲开，先熏后洗患处，1 日 2 次，连用 1 个月。

【适应证】糖尿病末梢神经炎。

【注意事项】注意避免患肢痛觉减退后引起烫伤。

【出处】《中医药学报》1995，（6）：14.

处方 337

黄芪桂枝膏：黄芪，桂枝，赤芍，鸡血藤，细辛，威灵仙，川乌。

【用法】上药煎浓汁后加入赋型剂制成软膏，外搽患肢末梢至腕（踝）关节，每日 3 次。外洗由前方加水熬成 2000ml，使用电热洗脚盆将温度控制在 36~38℃，每日 2 次浸泡手足，每次 20 分钟。疗程均为 14 天。

【适应证】恶性肿瘤化疗后末梢神经炎。

【注意事项】注意避免患肢痛觉减退后引起烫伤。

【出处】《求医问药》2012，10（6）：291–292.

处方 338

温经活络方：当归、桃仁、红花、川牛膝、威灵仙、桂枝各 20g，鸡血藤 30g，花椒 5g。

【用法】将药煎取 5000ml，患肢隔药液先熏，待药液温度冷至 35℃左右，将患肢放入药液中浸洗 40~60 分钟，每日早晚 1 次，12 天为 1 个疗程。

【适应证】风寒湿邪、痹阻经络型、营卫失调型、气滞血瘀型、痰瘀阻滞型、气虚不运型麻木。

【注意事项】注意避免患肢痛觉减退后引起烫伤。

【出处】《中国现代药物应用》2010，4（6）：142–143.

处方 339

足浴方：当归 20g，伸筋草 25g，红花 15g，透骨草 20g，威灵仙 20g，草乌 20g，艾叶 20g。

【用法】将上述中药加水 1000ml 浸泡 20 分钟，然后煮沸，待水温降至 38~40℃，将双足浸泡，浸泡至踝关节以上约 10cm，水温保持在 38~40℃，每晚 1 次，每次 30 分钟。共治疗 8 周。

【适应证】风寒湿邪、痹阻经络型、营卫失调型、气滞血瘀型、痰瘀阻滞型、气虚不运型麻木。

【注意事项】注意避免患肢痛觉减退后引起烫伤。

【出处】《山西医药杂志》2015，44（10）：1133–1136.

处方 340

中药足浴方：伸筋草 25g，姜黄 20g，秦艽 20g，红花 5g，透骨草 20g，黄柏 20g，川芎 25g，威灵仙 20g，艾叶 20g，防风 20g。

【用法】上述药物加水浸泡、煮沸，水温降至 38~40℃浴足，每次 30 分钟，每晚 1 次，4 周为 1 个疗程。

【适应证】风寒湿邪、痹阻经络型、营卫失调型、气滞血瘀型、痰瘀阻滞型、气虚不运型麻木。

【注意事项】注意避免患肢痛觉减退后引起烫伤。

【出处】《吉林中医药》2013，33（11）：1166–1167.

处方 341

中药通痹方：黄芪 50g，桂枝 15g，牛膝 30g，鸡血藤 30g，伸筋草 40g，当归 15g，红花 15g，川芎 15g，木瓜 15g，地龙 30g，透骨草 30g，甘草 15g。

【用法】上方加水 3000ml，煎煮 30 分钟，先熏患肢，后浸泡 30 分钟，再以离子导入治疗仪给予患肢离子导入治疗，每天 1 次，1 个月为 1 个疗程。

【适应证】风寒湿邪、痹阻经络型、气滞血瘀型、痰瘀阻滞型麻木。

【注意事项】注意避免患肢痛觉减退后引起烫伤。

【出处】《现代中医药》2014，34（3）：35–36.

处方 342

艾叶、荆芥、前胡各 15g。

【用法】将上述 3 味药物加水 1500ml 煎煮，药水煮沸后患肢用布遮盖，让热气熏患处 10 分钟左右，汗出为止。待水降温后再用药水洗患处 3 分钟，每晚睡前 1 次。

【适应证】风寒湿邪痹阻经络型、营卫失调型、气滞血瘀型末梢神经炎。

【注意事项】注意避免患肢痛觉减退后引起烫伤。

【出处】《陕西中医》1988，（6）：36.

（三）针刺和拍打灸法

处方 343

红花、川芎、羌活、独活、牛膝、地龙各 20g，桂枝、干姜、附片、延胡索各 10g。上肢取曲池、外关、后溪、合谷、中渚、八邪等穴；下肢取阴陵泉、足三里、阳陵泉、三阴交、足临泣、照海、八风等穴。

【用法】上药置密闭容器内，加 75% 乙醇 500ml，浸泡 24 小时后备用。患者于治疗前用热水浸泡手脚 30 分钟，注意避免烫伤。用玻璃缸倒取浸泡的上清液适量，医者用右手持医用长柄钳子夹住纱布球或棉球，沾上酒精浸泡液，火柴点燃，直接快速涂于患处或选取的经络路线上，左手随后迅速搓拍扑灭，如此反复 10 余次，以局部皮肤潮红为度。针刺以四肢穴位为主，施以平补平泻手法。每天治疗 1 次，10 次为 1 个疗程，疗程间休息 3 天。

【适应证】风寒湿邪、痹阻经络型、气滞血瘀型、痰瘀阻滞型麻木。

【注意事项】注意避免患肢痛觉减退后引起烫伤。

【出处】《安徽中医临床杂志》2003，（1）：72.

（四）穴位贴敷法

处方 344

马钱子粉 1g，樟脑粉 0.3g，膏药脂 4g。

【用法】将上药加热调匀后涂于 7cm×7cm 纱布上备用。用时将膏药烘软，贴在患侧耳垂前面神经干区域，4 天换药 1 次，其间停止其他疗法。

【适应证】风寒湿邪、痹阻经络型、痰瘀阻滞型麻木。

【注意事项】治疗期间禁食辛辣、刺激食物。

【出处】《江苏中医》1988, 9（6）: 31.

（五）发疱疗法

处方 345

斑蝥粉 0.2g。

【用法】将斑蝥粉用清水调成膏，然后贴在病侧太阳穴处，局部发疱后刺破，揩干渗出液，间隔 2~3 天再贴，直至痊愈。

【适应证】风寒湿邪、痹阻经络型麻木。

【注意事项】治疗期间禁食辛辣、刺激食物。

【出处】莫文丹.《穴敷疗法聚方镜》广西民族出版社.

（六）鳝血法

处方 346

鳝血 30 滴，麝香 0.15g。

【用法】用铁锥刺鳝鱼的头部，取滴出之稠血 30 滴，加麝香 0.15g 调匀，涂患侧的地仓穴周围，直径 2cm，每隔 15 分钟涂 1 次，共 4 次，3~4 小时后洗去。若不效第 2 天或隔日再涂，直至痊愈。

【适应证】气滞血瘀型麻木。

【注意事项】治疗期间禁食辛辣、刺激食物。

【出处】张建德，雒志强.《俞穴敷药疗法》陕西科学技术出版社.

（七）塞鼻法

处方 347

鹅不食草 10 份，冰片 1 份。

【用法】加适量凉开水浸泡鹅不食草，使药透水尽，再加入冰片共研成稠膏状，装入瓶内备用。使用时用三层消毒纱布包裹少许塞入患侧鼻腔，24 小时更换 1 次。

【适应证】风寒湿邪痹阻经络型末梢神经炎。

【注意事项】治疗期间禁食辛辣、刺激食物。

【出处】《中医杂志》1986，（4）: 26.

（八）灯火灸法

处方 348

灯心草，植物油。

【用法】在患者耳后寻找压痛点（阿是穴），以此作为灯火灸的重点。操作时，将灯心草蘸上植物油（一般蘸湿 0.3~0.5cm）。点燃后对准阿是穴快速灸灼，若听到一声清脆的"啪"声方有效。若无，可重新再灸 1 次。灸 3 次成"∴"形，灸 5 次成形。

【适应证】痰瘀阻滞型、气虚不运型麻木。

【注意事项】嘱患者灸后勿搔抓，以免感染。

【出处】《江苏中医》1986，（6）：36.

二、非药物外治法

（一）灸法

处方 349

主穴：风池，颊车，地仓，颧髎，四白，阳白，合谷。配穴：太阳，下关，听会，翳风，迎香，足三里，太冲，内庭，外关。

【用法】每次治疗时选用 3~5 个穴位，每穴施雀啄灸 5~15 分钟，每日灸 1~2 次，5~7 次为 1 个疗程。

【适应证】风寒湿邪、痹阻经络型、气滞血瘀型、痰瘀阻滞型麻木。

【注意事项】注意避免患肢痛觉减退后引起烫伤。

【出处】田从豁，臧俊岐.《中国灸法集粹》辽宁科学技术出版社.

（二）针刺疗法

处方 350

风池，曲池，外关，足三里，委中，悬钟，血海，十宣，八风。

【操作】患者取仰卧位，穴区常规消毒，取 28 号毫针，进针得气后，风池、足三里、悬钟采用捻转补法，曲池、外关、委中、八风施以提插泻法。十宣采用刺络放血，余得气后留针 30 分钟，每天 1 次，10 次为 1 个疗程，疗程间隔 1 天。3 个疗程后统计疗效。

【适应证】气滞血瘀、痰瘀阻滞型麻木。

【注意事项】治疗期间禁食辛辣、刺激食物；防止针刺处感染。

【出处】《针灸临床杂志》2005，（8）：15-16.

（三）电针法

处方 351

上肢取穴：肩髃，曲池，外关及八邪；下肢取穴：髀关，足三里，阳陵泉，悬钟及八风。湿热浸淫型加大椎、阴陵泉；气滞血瘀型加合谷、三阴交；脾气虚弱型加脾俞、中脘；肝肾亏虚型加肝俞、肾俞、太溪。

【操作】选用 0.35mm×40mm 毫针，皮肤常规消毒后，快速刺入穴位，早期（第 1 个疗程）用提插捻转泻法，后期用提插捻转补法，得气后曲池与外关、足三里与悬钟分别接 G6805-2A 治疗仪，采用疏密波，每次治疗 30 分钟。

【适应证】湿热阻滞型、气滞血瘀型、气虚不运型末梢神经炎。

【注意事项】针刺处尽量保持清洁干燥，避免伤口感染。

【出处】《中国针灸》2009，29（S1）：4.

处方 352

百会，曲鬓，曲池，手三里，合谷，八邪，阳陵泉，足三里，悬钟，八风。

【操作】采用头部电针，以透刺法为主，头针取百会透曲鬓，毫针常规针刺后，施以平补平泻，每分钟 200 转，再通以电针，刺激量以患者能够耐受为度，留针 40 分钟。体针配合取手足阳明和少阳经穴为主，取曲池、手三里、合谷、八邪、阳陵泉、足三里、悬钟、八风，施以毫针平补平泻手法，每日 2 次，留针 40 分钟。15 天为 1 个疗程，休息 3 天后再继续第 2 个疗程。

【适应证】气虚不运型、血虚不荣型麻木。

【注意事项】治疗期间禁食辛辣、刺激食物；防止针刺处感染。

【出处】《中医药信息》2003，（4）：53.

（四）温针灸

处方 353

双侧外关、足三里，八邪、八风。

【操作】患者取仰卧位，常规消毒后，外关、足三里用 1.5 寸针直刺，进针 1.2 寸，提插捻转取得针感后，用 1 寸的艾条分别套于外关及足三里穴的针柄上，点燃艾条下端使其燃烧，燃尽后换另一壮。分别灸 4 壮，灸后取针。八邪、八风穴用 1.5 寸针斜刺，进针 1 寸，提插捻转取得针感后留针 30 分钟取针。

【适应证】湿热阻滞型、气滞血瘀型麻木。

【注意事项】治疗期间禁食辛辣、刺激食物；防止针刺处感染；治疗过程中防止艾条烧伤。

【出处】《新疆中医药》2007，（6）：22.

处方 354

地仓，颊车，下关，迎香，口禾髎，承浆，夹承浆，合谷（双侧），太冲（双侧），足三里（双侧），风池，翳风。

【操作】患侧地仓穴斜刺 10~15mm，颊车穴直刺 10~15mm，下关穴直刺 15~30mm，迎香穴向内上方平刺 10~15mm，口禾髎穴斜刺 10~15mm，承浆斜刺 5~10mm，夹承浆斜刺 5~10mm，双合谷、双太冲和足三里直刺 15~30mm，配风池、翳风等，取得适当针感后，留针 30 分钟。

（1）采用 G-6805-2 型低频电子脉冲治疗仪，使用导线通过人体穴位上的毫针，选太冲、足三里（同侧），采用连续波，中度刺激，每次 20 分钟。

（2）采用红外热辐射理疗灯。每次在电针的同时照射患肢 20 分钟。先卸下电子脉冲治疗仪上的导线，将纯净细软的艾绒捏在太冲、足三里穴毫针的针尾上，或用一段长 2cm 的艾条，插在针柄上，点燃施灸。待艾绒或艾条烧完后除去灰烬，将针取出。每次施灸大约需要 10 分钟左右。

【适应证】风寒湿邪、痹阻经络型、气滞血瘀型麻木。

【注意事项】（1）使用电子脉冲治疗仪时要掌握刺激强度。①强刺激，电针通电后，肌肉收缩明显，针感强，易见疗效，开始时伴疼痛，过几分钟后患者适应痛感即消失。选择体质壮实者，且需与患者进行沟通。②中刺激，恰好产生肌肉收缩，无痛感，患者比较耐受。③弱刺激，无肌肉收缩，无痛感，适宜体弱者或老年人。

（2）电脉冲和艾灸时都要严密观察患者承受程度，当个体遭遇强刺激时，会龇牙咧嘴，脸部表现痛苦，在治疗脸部疾病时尤其要加倍注意。

【出处】《大家健康》2015，9（13）：42.

（五）头皮发际微针疗法

处方 355

取穴：头皮前、后、侧发际区足穴、下焦穴点共 12 个穴位。取穴方法：将前、后、侧发际区各分为两等份，每一等份再细分为四等份，并用龙胆紫标记之。头皮发际区穴位分布规律如下。①前、后、侧发际各有两个对称的穴位区。②相邻穴位区以相同的两极相连。③每穴区均有 5 个穴位，分别为头、上焦、中焦、下焦和足穴。④头、足穴分别位于穴区两极，上焦、中焦、下焦三穴等距离分布在头、足穴之间。⑤相邻穴区的两极穴位彼此重叠。

【操作】穴区常规消毒，以 32 号 1 寸不锈钢毫针与皮肤呈 30° 进针，向头皮方向平刺，深度为 0.8 寸，无须有得气感，将针调整至无不适感，静留针 1 小时，1 次 / 天，连续治疗 5 天，休息 2 天，此为 1 个疗程，共治疗 3 个疗程。

【适应证】糖尿病末梢神经炎。

【注意事项】治疗期间禁食辛辣、刺激食物；防止针刺处感染。

【出处】《陕西中医》2012，33（4）：476–477.

（六）腕踝针疗法

处方 356

双上 2、下 2 加对症取穴。上肢加 1、上 4、上 5，头部加上 6，下肢内侧加下 1、下 2，膝部加下 3，下肢外侧加下 4、下 5、下 6。

【操作】腕部进针点共 6 个，在腕横纹上二横指（相当于内关、外关穴）一圈内，从掌面尺侧起直到桡侧起到尺侧，依次顺序为上 1、上 2、上 3、上 4、上 5、上 6。踝部进针点共 6 个，约在内外踝最高点上三横指一圈处，从跟腱内侧向前转到外侧跟腱，依次为下 1、下 2、下 3、下 4、下 5、下 6。根据病情选穴，针刺方向以针尖朝病端的原则，进针入皮下平刺 1~2 寸，不要求有酸麻胀痛重热凉等感觉，可适当留针。具体进针、留针、出针等操作方法同体针的平刺法。每日 1 次，7 天为 1 个疗程，休息 2 天后继续下 1 个疗程。

【适应证】末梢神经炎。

【注意事项】治疗期间禁食辛辣刺激食物；防止针刺处感染。

【出处】《中医杂志》2005，46（1）：21-23.

（七）刺血疗法

处方 357

十二经循行部位。

【操作】沿四肢远端十二经循行部位叩刺，至皮肤潮红为度，日 1 次，阳经与阴经交替进行，20 次为 1 个疗程。

【适应证】气滞血瘀型、痰瘀阻滞型末梢神经炎。

【注意事项】治疗期间禁食辛辣、刺激食物；防止针刺处感染。

【出处】《针灸临床杂志》1995，（8）：19.

处方 358

手（足）十宣穴。

【操作】在手（足）十宣穴周围进行常规消毒，用三棱针点刺 3~5 分深，放血约 1ml，根据病情隔日或隔 3 日进行 1 次，并做好止血，预防感染。

【适应证】气滞血瘀型麻木。

【注意事项】治疗期间禁食辛辣、刺激食物；防止针刺处感染。

【出处】《内蒙古中医药》1999，（4）：30.

（八）推拿并加压肢体

处方 359

【操作】治疗师先以两手掌根部紧贴患者前臂及手部或下肢小腿及足部

皮肤，自上而下及自下而上用力揉按，然后双手拇、食、中指指腹提拿肢端肌肉，自上而下用力揉捏，以酸胀为宜。以两手掌心或掌根紧贴患者肢体，相对用力，由上而下拍击 20 次结束。再用 3004 型顺序循环仪治疗患肢（上、下肢袖套均有 4 个相互重叠的气舱，治疗时裹于肢体，由远端至近端逐个气舱充气，而后放松），单侧只用 1 个套袖，多肢受累则同时使用上下肢套袖，根据患者情况选择压力为 4~13.5kPa，每次 30 分钟，每日 1 次，30次为 1 个疗程。

【适应证】末梢神经炎。

【注意事项】皮肤感染、破溃者慎用。

【出处】《中国康复》2004，（5）：266-267.

（九）推拿与红外线疗法

处方 360

患肢。曲池，手三里，内关，外关，合谷，血海，委中，足三里，三阴交，昆仑，太溪。

【操作】患者取坐位或卧位，以常规推拿中的抚、揉、压、叩打法为主，在患肢上自上而下或自下而上反复施术。一般开始时应用向心法，结束时再用离心法。点按上肢的曲池、手三里、内关、外关、合谷，下肢的血海、委中、足三里、三阴交、昆仑、太溪。推拿术后，患肢行红外线灯照射 30 分钟。以上治疗方法每日 1 次，10 天为 1 个疗程，隔 1~3 天后再实施下 1 个疗程。

【适应证】风寒湿邪、痹阻经络型、气滞血瘀型、气虚不运型麻木。

【注意事项】患处皮肤温度觉减退者注意避免烫伤。

【出处】《中国民间疗法》2005，（1）：33-34.

（十）微波并循序加压肢体

处方 361

【操作】使用上海产 WB-74 型微波治疗仪，频率为 2450MHz，圆形辐射器直径为 17cm，距离皮肤 10cm，于患肢末端选 2~3 处以微、温热量（25~35 瓦）各辐射 10 分钟。每日治疗 1 次，30 次为 1 个疗程。再用 3004

型顺序循环仪（美国产，压力为 4~13.5kPa，上、下肢袖套均有 4 个相互重叠的气舱，治疗时裹于肢体，由远端至近端逐个气舱充气，而后放松）治疗患肢。单肢病变者只用一个套袖，多肢受累则同时使用上下肢套袖。将套袖套于患肢，系好拉链。压力设定为 4kPa，以后根据患者情况增加至 9~10 kPa，每次治疗 30 分钟，每天 1 次，30 天为 1 个疗程。

【适应证】末梢神经炎。

【注意事项】患处皮肤温度觉减退者注意避免烫伤。

【出处】《现代康复》2001，（7）：19–33.

综合评按： 末梢神经炎又称多发性神经炎，为四肢末端对称性感觉运动功能障碍。早期以四肢末梢麻木疼痛为主，神经障碍可从手足末端向上伸展。本病迁延难愈，西医学临床治疗以营养神经药物为主，无特殊治疗方法。中医学治疗多以内服中药为主，如配合针刺治疗较单纯运用内服中药疗效突出。中医外治法治疗末梢神经炎疗效可靠，不仅能有效改善症状，延缓病情发展，还能阻止病情进一步恶化，大大提高了患者生活质量，且操作简便，价格低廉，无副作用，患者乐于接受，适合长期应用。此外，要嘱患者调节起居、饮食，进行体育锻炼，诸如颈椎肥大压迫而致的麻木可嘱患者多活动头部。

第十七节　特发性震颤

特发性震颤又称原发性震颤，是以震颤为唯一表现的常见运动障碍性疾病。本病隐匿起病，缓慢进展，也可长期缓解。可见于任何年龄，但多见于 40 岁以上的中、老年人。震颤是唯一的临床特征，主要表现为姿势性震颤和动作性震颤，往往见于一侧上肢或下肢，头部也常累及，下肢较少受累。部分患者饮酒后震颤可暂时减轻，情绪激动或紧张、疲劳、寒冷等可使震颤加重。目前本病发病机制和病理变化均未明了，易与其他疾病产生的震颤混淆。特发性震颤在中医学中没有明确提出，根据其临床表现属于现在中医"颤证""痉风""振掉"范畴。颤证的病位在筋脉，与肝、脾、肾密切相关。

其发病多与情志过极、年老体虚、饮食不节、劳逸失当等因素相关。病机多为肝风内动，筋脉失养，或肝肾不足，风、火、痰、瘀为患。

1. 临床诊断

参照中华医学会神经病学分会帕金森病及运动障碍学组制订的《原发性震颤的诊断和治疗指南》。

（1）核心诊断标准：①双手及前臂明显持续的姿势性和（或）动作性震颤。②不伴有其他神经系统体征。③或仅有头部震颤，不伴有肌张力障碍。

（2）支持诊断标准：①病程超过3年。②有阳性家族史。③饮酒后震颤减轻。

（3）排除标准：①存在引起生理亢进性震颤的因素。②正在或近期使用过致震颤药物或处于撤药期。③起病前3个月内有神经系统外伤史。④有精神性（心理性）震颤的病史或临床证据。⑤突然起病或病情呈阶梯式进展恶化。

2. 中医分型

参照《实用中医内科学（第2版）》。

（1）血虚肝郁证：头摇肢颤，不能自主，精神紧张时加重，急躁易怒，头晕眼花，面白无华，舌淡，苔白，脉弦细。

（2）气虚络瘀证：头摇肢颤，头晕眼花，面白无华，神疲懒言，纳呆食少，自汗出，爪甲青紫，甚则心悸气短，舌质淡，有瘀点，苔薄白，脉沉细无力或细涩。

（3）阴虚风动证：肢体、头部震摇不止，震颤日久，伴头晕眼花，腰酸耳鸣，心悸多梦，记忆力减退，舌质淡或红，苔白少或无苔，脉弦细。

非药物外治法

（一）针刺疗法

处方362

百会，神庭，风池，舞蹈震颤区，三阴交，照海，太冲。伴头颤者取完骨；手颤者取少海、曲池、合谷；下颌震颤者取下关、颊车。

【操作】采用30号1.5~3寸毫针，每日针刺1次，每次治疗30分钟，每 6 日休息 1 日，6 周为 1 个疗程。

【适应证】风阳内动、肝肾不足型特发性震颤。

【注意事项】严格执行无菌操作；注意患者的耐受程度。

【出处】《针灸临床杂志》2008，24（4）：22-23.

处方 363

主穴：风池，百会，太冲，太溪。配穴：四神聪，列缺，悬钟，合谷。

【操作】每穴捻转得气后留针。风池、太冲用泻法，百会、太溪、悬钟、四神聪用补法，列缺、合谷用平补平泻法。留针 30 分钟，其间每隔 10 分钟提插捻转 1 次，直至得气。隔日治疗 1 次，每 10 次为 1 个疗程。

【适应证】肝阳上亢型特发性震颤。

【注意事项】注意无菌操作。

【出处】《中医临床研究》2012，4（18）：47.

处方 364

百会，太冲，合谷，郄门，内关，太溪，三阴交，大陵。

【操作】常规消毒后，用 1 寸毫针与头皮呈 15° 刺百会 0.5~0.8 寸，施以捻转补法，至患者自觉头皮胀紧得气为度。以 1.5 寸毫针直刺合谷、郄门、内关、太溪、三阴交 0.5~1 寸，施以快速捻转提插补法，得气后缓慢刺入留针。用 1 寸毫针直刺大陵 0.3~0.5 寸，施以捻转补法。用 1 寸毫针直刺太冲 0.5~0.8 寸，施提插捻转泻法，得气后留针。留针 30 分钟，每天 1 次，14 次为 1 个疗程，共治疗 2 个疗程。

【适应证】肝阴不足、血虚生风型特发性震颤。

【注意事项】注意无菌操作。

【出处】《中华针灸电子杂志》2014，3（2）：29.

处方 365

上星，百会，四神聪，风池（双侧），印堂，承浆，内关（双侧），合谷（双侧），阳陵泉（双侧），阴陵泉（双侧），丰隆（双侧），蠡沟（双侧），三阴交（双侧），太冲（双侧）。

【操作】患者取仰卧位，局部皮肤常规消毒，头面部穴选用

0.25mm×40mm 毫针，上星、百会、四神聪平补平泻，风池穴斜刺，向对侧眼角进针 1~1.5 寸，余穴均浅刺即可。四肢部腧穴合谷、太冲、阳陵泉、丰隆采用九六补泻法之泻法（进针得气后，拇指向后按地、人、天三部，每部连续搓 6 次或 6 的倍数），余穴平补平泻，得气后留针 30 分钟，每日 1 次，14 次为 1 个疗程。

【适应证】风阳内动型特发性震颤。

【注意事项】严格消毒，注意无菌操作。

【出处】《湖南中医杂志》2016，32（12）：111–112.

（二）电针法

处方 366

印堂，风府，百会，太阳（双侧），神庭，头维。上肢震颤者加曲池、四渎、合谷。

【操作】患者取坐位，常规消毒，术者用针与头皮呈 30° 夹角按先后顺序刺入百会、神庭、印堂、风府。神庭刺入骨膜，针刺印堂穴时要求患者有重压针感，双侧太阳穴直刺 1.2 寸，同时双侧太阳穴以及百会、神庭加电针，选用电针频率为 20Hz，电流量以患者能耐受为度，每次留针 30 分钟，8 周为 1 个疗程，共治疗 1 个疗程。

【适应证】髓海不足、本虚标实型特发性震颤。

【注意事项】电流刺激不宜过大；严格消毒，防止感染。

【出处】《中国民间疗法》2014，22（4）：15.

处方 367

华佗夹脊穴，背俞穴，足三里，风池，太冲，阳陵泉，曲池，内关，合谷。

【操作】常规针刺，施以平补平泻，得气之后留针半小时，采用疏密波刺激 20~30 分钟。交替前后取穴，每日 1 次。

【适应证】心脾两虚型特发性震颤。

【注意事项】电流刺激不宜过大，防止晕针；严格消毒，防止感染。

【出处】《中国农村卫生》2018，24（150）：37.

处方 368

百会，四神聪，合谷，太冲，风池，曲池，阳陵泉，足三里。肝肾亏虚加肝俞、肾俞、三阴交补益肝肾；气血不足加气海、血海益气养血；痰浊风动加丰隆、中脘、阴陵泉化痰通络。伴头部震颤者取颈部夹脊、风池；伴下颌震颤者取下关、颊车；伴咽喉部肌肉震颤者取廉泉；上肢震颤者选取合谷、曲池，加用电针；下肢震颤者选取阴陵泉、足三里，加用电针。

【操作】各腧穴均常规针刺，施平补平泻法。均用疏密波强刺激 20~30 分钟。四神聪针刺时针尖都朝向百会。针刺得气后留针 30 分钟，每日针刺 1 次，6 次为 1 个疗程。

【适应证】各型特发性震颤。

【注意事项】电流刺激不宜过大，防止晕针；禁止电流回路通过心脏；心脏附近、安装心脏起搏器者、颈动脉窦附近禁用电针；严格消毒，防止感染。

【出处】《中国中医急症》2010，19（12）：2134-2135.

处方 369

百会，双侧风池，舞蹈震颤区；若有上肢震颤取患侧曲池、小海、手三里、外关、中渚、合谷。

【操作】局部皮肤常规消毒后，取 30 号 1.5 寸毫针，针刺得气后接电针仪，频率为每分钟 80~100Hz，强度以患者感到酸胀并能耐受为度，留针 30 分钟，每日 1 次，8 次为 1 个疗程，每疗程间休息 2 天，治疗 3 个疗程。

【适应证】阴虚风动型特发性震颤。

【注意事项】电流刺激不宜过大，防止晕针；禁止电流回路通过心脏；心脏附近、安装心脏起搏器者、颈动脉窦附近禁用电针；严格消毒，防止感染。

【出处】《中国中医急症》2010，30（6）：511-512.

处方 370

运动区，舞蹈震颤区，神庭，风池。

【操作】穴位常规消毒，用 0.24mm×40mm 毫针进针，进针后行小幅度提插捻转手法，得气后每次留针 30 分钟。其中，双侧运动区、舞蹈震颤区、风池分别连接电针仪，采用疏密波强刺激，以患者能忍受为度，通电 30 分钟，每日治疗 1 次，6 周为 1 个疗程，共治疗 1 个疗程。

【适应证】各型特发性震颤。

【注意事项】电流刺激不宜过大，防止晕针；禁止电流回路通过心脏；心脏附近、安装心脏起搏器者、颈动脉窦附近禁用电针；严格消毒，防止感染。

【出处】《黑龙江中医药大学硕士学术论文》蒋宝龙，2008 年。

（三）穴位埋线法

处方 371

足三里，三阴交，太冲，外关，阳陵泉，肺俞，脾俞，膈俞，肝俞，均为双侧取穴。脾虚者加中脘；肝郁者合谷配太冲；心血不足者加神门、心俞；肾气不足者配肾俞、太溪；痰盛者加丰隆；兼风热者配曲池。

【操作】用碘伏棉球消毒所选穴位皮肤表面，酒精棉球脱碘，使用经改制的 12 号腰椎穿刺针（将针芯前端磨平）。用无菌镊子夹取 1~2cm 已消毒的羊肠线放置于腰穿针针管前，羊肠线前端与针尖平齐，后接针芯。左手拇指、食指绷紧局部皮肤，行舒张进针法或捏起进针处的皮肤行提捏进针法，右手持针刺入 13~20mm，出现针感后，边推针芯边退针管，将羊肠线埋于穴位处的皮下组织或肌层内。针孔处用消毒无菌纱布覆盖，用无纺布脱敏胶布固定以防纱布脱落。每次取穴 3~5 个，主穴加配穴为选穴原则，15 天治疗 1 次。

【适应证】各型特发性震颤。

【注意事项】叮嘱患者施术部位尽量避免水淋或浸泡；埋线时必须严格遵守无菌操作规范，防止造成局部感染，且相邻两次的选穴尽量不要重复，必须间隔 1 个月以上，待羊肠线完全吸收后方可选择同一穴位治疗；定期随访，注意有无术后反应。

【出处】《中国民间疗法》2019，27（15）：20-22.

处方 372

舞蹈震颤控制区（头针运动区向前移 1.5cm 的平行线），外关，阳陵泉，足三里，三阴交，太冲，均为双穴。脾气不足型加中脘；肝气郁结型加风池、合谷；心血不足型加神门，兼心阴虚者用阴郄代替神门；肾气不足型加气海、太溪；痰浊内阻型加丰隆，兼痰热者加内庭，兼风热未清者加曲池、合谷。

【操作】常规消毒穴位局部皮肤，用 9 号注射器针头为套管，26~28 号 2 寸长的不锈钢毫针剪去针尖为针芯，镊取一段 1~2cm 长已消毒的 00 号羊肠线，置于针头前端，后接针芯，左手拇、食指绷紧或捏起进针部位皮肤，右手持针，刺入到所需的深度，当出现针感后，边推针芯边退针管，将羊肠线埋植在穴位的皮下组织或肌层内，针孔处覆盖创可贴。3 次为 1 个疗程，每次一般间隔 30 天，1 个疗程后观察疗效。

【适应证】各型特发性震颤。

【注意事项】埋线时要注意羊肠线不可暴露在皮肤外面；要严格进行无菌操作，防止感染；注意术后反应，有异常现象应及时处理。

【出处】《河北中医》2010，32（8）：1211-1213.

（四）头针

处方 373

双侧舞蹈震颤控制区。

【操作】选用平刺法，间隔 1 寸施针 1 枚，深度达帽状筋膜，采取小幅度高频率捻转手法。每日 1 次，每次留针 30 分钟，14 次为 1 个疗程。

【适应证】肝肾不足、髓海失养型特发性震颤。

【注意事项】患有严重心脏病、贫血、高热、急性炎症或心力衰竭者禁用头针治疗；头部颅骨有缺损、开放性颅脑损伤、头部严重感染、溃疡者禁用头针；严格消毒，防止感染；起针时反复检查，避免遗针；中风患者急性期暂不宜用头针治疗；出血时可用无菌干棉球按压针孔 1~2 分钟。

【出处】《吉林中医药》2013，33（8）：856.

处方 374

主穴：顶前区及顶区以前神聪、百会、后神聪为中心，取穴为前神聪及前神聪两侧各旁开 1~2 寸平行线，百会两侧各旁开 0.5~1.5 寸平行线，以及后神聪及后神聪两侧旁开 1 寸平行线；双侧舞蹈震颤控制区（顶颞前斜线前 1 寸平行线）。

配穴：双侧风池、太阳、曲池、外关、合谷、风市、阳陵泉、足三里、三阴交、太冲。风阳内扰加大椎、风府；髓海不足加肾俞、太溪；气虚加气海、公孙；痰热内动加中脘、阴陵泉。

【操作】常规消毒后用 0.35mm×40mm 不锈钢毫针平刺，快速进针，使针身达帽状腱膜下 1 寸许，并迅速捻转，每分钟 200 转左右，每根针捻转 2 分钟。

【适应证】肝风内动型特发性震颤。

【注意事项】顶前区及顶区针刺呈楔形分布，一般共刺 12 针；针刺双侧舞蹈震颤控制区时取舞蹈震颤控制区的中 1/3 处，针尖向眉枕线和鬓角发际前缘相交处的前 1 寸方向平刺；严格消毒，防止感染；起针时反复检查，避免遗针；出血时可用无菌干棉球按压针孔 1~2 分钟。

【出处】《上海针灸杂志》2017，36（10）：1216–1219.

（五）推拿按摩法

处方 375

头部震颤区及相关脏腑，同时选取颈部、背部、腰腿部。

【操作】施以舒筋解筋类、整复类手法，每次推拿 30 分钟。治疗 6 次为 1 个疗程，每疗程间隔 1 日，连续治疗 8 个疗程。

【适应证】心脾两虚型特发性震颤。

【注意事项】注意手法及患者耐受程度。

【出处】《中国农村卫生》2018，24（150）：37.

（六）耳针

处方 376

皮质下，脑点，神门，枕，颈，肘，腕，指，膝，肝，脾，肾，心。

【操作】每次选 3~5 穴，毫针刺，轻刺激。

【适应证】各种证型特发性震颤。

【注意事项】注意无菌操作。

【出处】王华，杜元灏 .《针灸学（第 9 版）》中国中医药出版社 .

综合评按： 中医外治与药物治疗相互配合，对于本病的治疗与康复，不失为一种积极的措施。本病为难治病症，部分患者呈逐年加重倾向，因此除药物及非药物治疗外，还应重视日常调摄。

第十八节　雷诺病

雷诺病多发生在 20~40 岁，女性多于男性。起病缓慢，开始为冬季发作，时间短，逐渐出现遇冷或情绪激动即可发作。一般多为对称性双手手指发作，足趾亦可发生。发作时手足冷，麻木，偶有疼痛。典型发作时，以掌指关节为界，手指发凉、苍白、发紫，继而潮红。疾病晚期，逐渐出现手指背面汗毛消失，指甲生长变慢、粗糙、变形，皮肤萎缩变薄而且发紧，指尖或甲床周围形成溃疡，并可引起感染。本病属于中医"痹证"，如"血痹""寒痹""脉痹"范畴。

1. 临床诊断

参照谢建兴主编的《外科学》。雷诺病的诊断主要依靠病史、典型发作时的表现，结合以下激发试验。①冷水试验：将手指或足趾置于 4℃的冷水中 1 分钟，可诱发上述典型症状发作。②握拳试验：两手握拳 1 分钟，在弯曲状态下放开，也可诱发上述症状。③皮肤紫外线照射实验：皮肤对紫外线照射的红斑反应减弱。④手指动脉造影：必要时行上肢动脉造影，了解手指动脉情况，有助于诊断。

2. 中医分型

参照何建平、顾美华所撰写《中西医结合治疗雷诺氏综合征 32 例临床观察》。

（1）血虚寒凝证：肢端发凉，呈苍白或淡红色，受寒冷或情绪刺激即刻引起发病，冬季明显加重，夏季缓解，舌质淡，苔薄白，脉微细。

（2）阳虚寒凝证：肢端厥冷，肤色苍白，发作频繁，以冬季为著，面色㿠白，畏寒喜暖，口不渴，小便清利，舌质淡，苔白，脉迟细或沉细。

（3）气虚血瘀证：间歇性发作，手指、足趾苍白发冷，渐转青紫，伴有麻木、刺痛感，得温缓解，舌质淡红，苔白，脉细弱。

（4）四末失荣证：发作呈持续状态，患肢皮肤干燥、脱屑、萎缩或增厚，舌暗紫而淡，边有瘀斑，脉涩而沉。

一、药物外治法

（一）穴位注射法

处方 377

山莨菪碱注射液 10mg。取穴：双侧中渚、合谷、外关、曲池、肩髃。

【用法】以 5ml 注射器配 6 号针头，每侧由远端向近端依次取穴，进针得气后每个穴位推注药物 0.2ml。隔日 1 次，10 次为 1 个疗程。

【适应证】四肢失荣型雷诺病。

【注意事项】年老体弱及初次接受治疗者最好取卧位；注射部位不宜过多，以免晕针。

【出处】《针灸临床杂志》1999，15（2）：43–44.

处方 378

丹参注射液、当归注射液各 2ml，10% 葡萄糖注射液 2~4ml。取穴：上肢取曲池、手三里、外关、合谷穴；下肢取阳陵泉、三阴交、悬钟、足三里穴。

【用法】每次按病变部位选择 2~4 个穴位，交替使用。常规穴位消毒后，用 10ml 注射器吸入丹参注射液、当归注射液各 2ml，10% 葡萄糖注射液 2~4ml，分穴快速刺入皮肤，抽无回血，待得气后迅速推注药液，使针下有较强胀感。

【适应证】气虚血瘀型雷诺病。

【注意事项】年老体弱及初次接受治疗者最好取卧位；注射部位不宜过多，以免晕针。

【出处】《湖北中医杂志》1996，18（6）：42.

（二）中药熏洗法

处方 379

生川乌头 10g，生草乌头 20g，威灵仙 20g，艾叶 10g，伸筋草 20g，路路通 15g，桂枝 10g。

【用法】每日 1 剂，煎水 1500ml，水温约 55℃，每次泡患肢 10~15 分钟，15 日为 1 个疗程。

【适应证】各型雷诺病。

【注意事项】防止烫伤。

【出处】《辽宁中医杂志》1991，14（3）：31.

处方 380

麻黄 15g，桂枝 30g，细辛 15g，防风 20g，透骨草 30g，威灵仙 40g，生川、草乌各 25g，生苍术 20g，皂角刺 15g，制乳香、没药各 20g。

【用法】加水煎煮取液，溶入樟脑粉 5g。浸泡双脚，每日 1 次，每次 20 分钟，15 日为 1 个疗程。

【适应证】各型雷诺病。

【注意事项】防止烫伤。

【出处】《中医外治杂志》1999，8（6）：17–18.

处方 381

黄芪 50~100g，桂枝 15~30g，白芍 20~40g，生姜 5 片，大枣 5 枚，桑枝 20g，蛤蚧 2~4 条。伴肢端破溃者加玄参；伴神疲、腰膝冷痛加附片、肉桂、巴戟天；发作后皮温仍低者加白芥子、炮姜、麻黄。

【用法】水煎取汁 1000ml，煮沸后洗患肢，每次 1 小时以上。20 日为 1 个疗程。

【适应证】各型雷诺病。

【注意事项】防止烫伤。

【出处】《中国中医药科技》2000，7（1）：63.

处方 382

川乌 30g，草乌 30g，羌活 30g，桂尖 30g，细辛 50g，三棱 50g。

【用法】上药加水 1000ml，文火煎，待煮沸后将患肢放于其上熏之，以能耐受为度，最后煎取 400ml，待药温后泡洗患处 20 分钟。将药液保鲜储存，当日内再洗 1 次，如此每日 1 剂，每日 2 次，10 天为 1 个疗程。

【适应证】阳虚寒凝型雷诺病。

【注意事项】防止烫伤。

【出处】《中医外治杂志》1999，（2）：49.

处方 383

桂枝 15g，红花 15g，桃仁 15g，当归 15g，川芎 15g，丹参 20g，干姜 15g，熟地黄 30g，牛膝 20g，赤芍 15g。

【用法】以上诸药煎汤，趁热熏洗患肢。每日 1 次，10 次为 1 个疗程。

【适应证】气虚血瘀型雷诺病。

【注意事项】防止烫伤。

【出处】《中国针灸》2002，22（4）267.

二、非药物外治法

（一）耳穴压豆疗法

处方 384

单侧心、肝、肺、脾、交感、热穴、肾、内分泌、神经穴。病发于上肢者加指、腕；病发于下肢者加趾、踝；并发于上下肢者合取指、腕、趾、踝。

【操作】于所取穴位敏感压痛点上用胶布贴压王不留行籽。嘱患者每日自行按压 3~5 次，每次 3 分钟左右，直到耳部发热发红。每周换贴 4 次，双耳交替贴压，7 次为 1 个疗程。

【适应证】各型雷诺病。

【注意事项】贴压耳穴应注意防水，以免脱落；夏天易出汗，贴压耳穴不宜过多，时间不宜过长，以防胶布潮湿或皮肤感染；耳廓皮肤有炎症或冻伤者不宜采用；对过度饥饿、疲劳、精神高度紧张、年老体弱、孕妇按压宜轻，急性疼痛性病症宜重手法强刺激，习惯性流产者慎用。

【出处】《四川中医》2002，20（8）：77-78.

（二）针刺疗法

处方 385

大椎，外关，中渚，止痛灵，外劳宫，合谷，命门，解溪，太冲，陷谷，地五会。

【操作】进针以后，针感要求传至指（趾）部，待针刺得气后，将艾段置捻针尾上行温针灸，每次每穴灸 2~3 段。一般隔日治疗 1 次，10 次为 1 个疗程，间歇 7~10 天，继续下 1 个疗程。

【适应证】四末失荣型雷诺病。

【注意事项】过于疲劳、精神高度紧张、饥饿者不宜针刺；年老体弱者针刺应尽量采取卧位，手法宜轻；怀孕妇女针刺不宜过猛，腹部、腰骶部及能引起子宫收缩的穴位如合谷、三阴交、昆仑、至阴等禁止针刺；小儿因不配合，一般不留针；有出血性疾病的患者，或常有自发性出血，损伤后不易止血者，不宜针刺；皮肤感染、溃疡、瘢痕和肿瘤部位不予针刺。

【出处】《针灸临床杂志》1994，（3）：50-51.

处方 386

极泉，臂中，委中，阳池，三阴交。辅穴：百会，四神聪，风池，合谷，太冲。

【操作】常规消毒后，用三棱针点刺极泉、臂中、委中；患者取坐位，针刺百会、四神聪、风池，捻针 15 分钟，风池穴起针，百会、四神聪留针；患者取卧位，针刺阳池、合谷、三阴交、太冲，平补平泻，留针 30 分钟，每隔 10 分钟行针 1 次，最后全部起针。每日 1 次，10 次为 1 个疗程。

【适应证】四末失荣型雷诺病。

【注意事项】过于疲劳、精神高度紧张、饥饿者不宜针刺；年老体弱者针刺应尽量采取卧位，手法宜轻；怀孕妇女针刺不宜过猛，腹部、腰骶部及能引起子宫收缩的穴位如合谷、三阴交、昆仑、至阴等禁止针刺；小儿因不配合，一般不留针；有出血性疾病的患者，或常有自发性出血，损伤后不易止血者，不宜针刺；皮肤感染、溃疡、瘢痕和肿瘤部位不予针刺。

【出处】《吉林中医药》2006，26（2）：47.

（三）电针法

处方 387

曲池，手三里，外关，合谷，八邪，十宣，足三里，三阴交，解溪，太冲，八风，气端。

【操作】采用患侧循经取穴与局部取穴相配合。上肢取曲池、手三里、外关、合谷、八邪、十宣（点刺放血）；下肢取足三里、三阴交、解溪、太冲、八风、气端（点刺放血）。毫针进针得气后，将电针治疗仪的一极接到曲池、足三里，另一极接到外关（三阴交）或合谷（解溪、太冲）。采用连续波，频率为60次/秒左右，电流强度以患者耐受为度，留针30分钟，每日1次，10次为1个疗程，疗程之间间隔3天。

【适应证】血虚寒凝型雷诺病。

【注意事项】同普通针刺注意事项。

【出处】《中国针灸》1996，（5）：32.

处方 388

腰椎节段的夹脊穴。

【操作】患者取俯卧位，常规消毒后，使用28号1.5寸毫针斜刺腰椎节段的夹脊穴，电针治疗30分钟。每天治疗1次，15天为1个疗程，一般治疗2~3个疗程，疗程期间休息5天。

【适应证】各型雷诺病。

【注意事项】同普通针刺。

【出处】《中华中医药学会周围血管病分会25年会论文集》。

（四）温针灸

处方 389

取手足阳明经穴。上肢取曲池、手三里、合谷、八邪、后溪、液门、中渚；下肢取足三里、丰隆、解溪、太冲、八风、血海。

【操作】常规消毒，毫针针刺得气后，将艾条剪成 3~4cm 长数段，插入针柄上，点燃艾条（注意勿灼伤皮肤），燃毕再换另一段艾条，每次留针 40 分钟，每日 1 次，10 天为 1 个疗程。

【适应证】阳虚寒凝型雷诺病。

【注意事项】掌握施灸时间，防止烫伤；其余同普通针刺。

【出处】《现代康复》1999，3（3）：369–370.

（五）灸法

处方 390

曲池、外关、合谷、中渚、足三里、三阴交、行间、足临泣等交替使用。

【操作】以上各穴均用艾条施灸 20 分钟，每日 1 次，10 次为 1 个疗程。

【适应证】阳虚寒凝型雷诺病。

【注意事项】防止烧伤。

【出处】《中国针灸》2002，22（4）：267.

处方 391

病发于上肢取尺泽、合谷；发于下肢取足三里、三阴交；上下肢均病者以上腧穴均取。气海，关元。

【操作】尺泽、三阴交施先泻后补法，合谷、足三里施烧山火手法。以上 4 穴施术完毕不留针，出针后气海、关元穴用艾条悬灸 30 分钟。每日 1 次，10 次为 1 个疗程。

【适应证】四末失荣型雷诺病。

【注意事项】同普通针刺注意事项；防止烫伤。

【出处】《中国针灸》1997，17（5）：285–286.

（八）推拿按摩法

处方 392

风池，肩中俞，缺盆，天宗，极泉，臑俞，曲池，少海，内关，阳池，后溪，合谷。

【操作】揉按腧穴：自上而下依次揉按以上常用穴位，以局部得气为度。推揉肩臂：掌推，多指拿揉肩臂，离心性反复操作，每侧操作5分钟左右。弹筋晃拨：以拇、食指弹拨腋下大筋，再以一手拇指按压阳池穴，另一手牵拉手指，左右晃拨或旋转腕关节。揉掌疏指：两手握揉患侧手掌，分疏五指，做牵拉抖动动作。每次约30分钟，每日1次，20次为1个疗程。

【适应证】四末失荣型雷诺病。

【出处】《按摩与导引》1995，（6）：16.

综合评按： 治疗雷诺病的方法是多面的、综合性的，在积极治疗的基础上，还应注意做好预防，在诸多的外治方法中因艾灸法、熏洗法是以药物作用于局部以温养全身，有利于温中散寒，使药效均匀分布，而且不影响配合其他处方，故应为首选，这些外治方法体现了中医整体观念的治疗特点。穴位注射法、耳穴压豆法、普通针刺法、电针法、温针灸法、烧山火手法、夹脊穴法、按摩法则具有简、验、便、廉的特点和优势。用传统的中医药联合西药进行中西医结合治疗雷诺病是我国独有的特色治疗方法，多年来在我国临床和科研中占有重要地位。

第十九节　肌萎缩侧索硬化症

肌萎缩侧索硬化症是累及上运动神经元（大脑、脑干、脊髓），又影响下运动神经元（颅神经核、脊髓前角细胞）及其支配的躯干、四肢和头面部肌肉的一种慢性进行性变性疾病。临床上常表现为上、下运动神经元合并受损的混合性瘫痪。属于中医"痿证"的范畴。

1. 临床诊断

参照《神经病学（第2版）》。①缓慢起病，进行性发展。②以上肢周围性瘫痪、下肢中枢性瘫痪、上下运动神经元混合性损害的症状并存为特点。③球麻痹症状，后组颅神经受损则出现构音不清、吞咽困难、饮水呛咳等。④多无感觉障碍。

2. 中医分型

参照《中医内科学》（新世纪第 2 版全国高等中医药院校规划教材）。

（1）肺热津伤证：发病急，病起发热，或热后突然出现肢体痿软无力，可较快发生肌肉萎缩，皮肤干燥，心烦口渴，咳呛少痰，咽干不利，小便黄赤或热痛，大便干燥。舌质红，苔黄，脉细数。

（2）湿热浸淫证：起病较缓，逐渐出现肢体困重，痿软无力，尤以下肢或两足痿弱为甚，兼见微肿，手足麻木，扪及微热，喜凉恶热，或有发热，胸脘痞闷。苔黄腻，脉细数。

（3）脾胃虚证：起病缓慢，面白或萎黄无华，体软无力逐渐加重，苔白，脉细。

（4）肝肾亏损证：起病缓慢，渐见肢体痿软无力，尤以下肢明显，腰膝酸软，不能久立，甚至步履全废，下肢肌肉渐脱，或伴有眩晕耳鸣，舌咽干燥，遗精或遗尿，或妇女月经不调。舌红少苔，脉细数。

（5）脉络瘀阻证：久病体虚，四肢痿弱，肌肉瘦削，手足麻木不仁，四肢青筋显露，可伴有肌肉活动时隐痛不适。舌痿不能伸缩，舌质暗淡，脉细涩。

一、药物外治法

（一）穴位注射法

处方 393

山莨菪碱 0.5~2mg。取穴：大椎，内关，足三里。

【用法】用注射器吸取山莨菪碱 0.5mg~2mg，令患者取坐位或侧卧位，充分暴露治疗部位，局部常规消毒后，将注射器针头垂直皮肤快速刺入皮下，然后缓慢进针，有针感、回抽无血后，将药物缓慢注入，每穴 0.5mg，出针时速度快、动作轻，出针后按压针孔，防止出血。每日 1 次。

【适应证】脉络瘀阻型、脾胃虚弱型肌萎缩侧索硬化症。

【注意事项】妊娠妇女禁止使用。

【出处】《河南中医》1999,（6）：48.

二、非药物外治法

（一）针刺疗法

处方394

大椎，肺俞，胃俞，肝俞，肾俞。上肢无力配肩井、肩髃、曲池、合谷、阳溪；下肢无力配髀关、梁丘、足三里、解溪。

【操作】用0.3mm×40mm的针灸针，双手持针直刺大椎穴，得气后沿两侧夹脊穴左右各行针3次，背俞穴均取双侧穴位，施以强刺激行针手法后留针；配穴则要求得气后针感沿上肢或下皮传至远端，有放电感为佳。留针30分钟，间隔10分钟行针1次，每天1次，10次为1个疗程，每个疗程间隔2天。治疗3个疗程后观察疗效。

【适应证】原发性肌萎缩侧索硬化症。

【注意事项】处于妊娠期或哺乳期的妇女，有严重的颅脑、心脏、肝脏、肾脏和造血功能异常等疾病，由脑膜瘤、脑干脑炎等所引起的继发性面肌抽搐或多发性硬化、局限性癫痫等全身疾病伴发的面肌抽搐者慎用。

【出处】《亚太传统医药》2017,13（5）：73-75.

处方395

以阳明经穴位为主。上肢取曲池、外关、合谷、风池、手三里、内关为主；下肢取足三里、上巨虚、下巨虚、三阴交、内庭、阳陵泉；躯干部取脾俞、肾俞、肝俞、命门、膻中、大椎。灸关元、气海，艾灸以瘢痕灸为主。

【操作】患者取平卧位或俯卧位，常规消毒后，选取合适的针灸针直刺进针，行提插捻转补法，针刺得气后，每10分钟行针1次，共留针30分钟。关元、气海等穴以瘢痕灸为主。

【适应证】上、下运动神经元损害同时存在的肌萎缩侧索硬化症。

【注意事项】根据患者体质的不同，补益也不同。如虚弱程度重的患者针灸时留针时间相对长些，运针时多用补法；体质相对较壮实患者，特别是夹杂有实证者反之。

【出处】《福建中医药》2010, 41（1）: 37-38.

（二）电针法

处方 396

百会透曲鬓，前神聪透悬厘及神庭、印堂，颈腰段华佗夹脊穴。

【操作】每日针刺 1 次，每次留针 30 分钟。头部腧穴每隔 5 分钟快速捻转行针，每分钟 200~250 转，行针 1 分钟。颈胸腰段华佗夹脊穴给予 2/100Hz 疏密波电针刺激（同一组电极连于脊柱同侧），电流强度以患者耐受为度，每次 30 分钟。

【适应证】脾肾亏虚型肌萎缩侧索硬化症。

【注意事项】颈段夹脊穴因靠近延髓，电量宜谨慎控制，不宜过大；注意患者施针过程中的状态；如出现晕针、断针可以做相应处置。

【出处】《针灸临床杂志》2014, 30（7）: 28-29.

（三）蜂毒疗法

处方 397

双侧肝俞、脾俞、肾俞、大肠俞、风池、天柱、肩髃、曲池、足三里，百会，风府等。

【操作】皮试：取一侧曲池穴或足三里穴，局部消毒后，取 1 只蜜蜂直接刺在穴位上并挤毒囊后拔出蜂针，15 分钟后观察无全身不良反应或其他不适者则可接受治疗。将活蜂的整针直接刺入选定的部位，留针 10~20 分钟后拔出。一般一蜂一穴，开始多仅取 1~2 穴，以后根据患者的具体情况逐渐增加穴位数量，通常不超过 20 个。如果肢体无力、肌肉萎缩严重者，可每日针 1~2 次；病情较为缓和的患者，可隔日治疗 1 次，10 次为 1 个疗程，疗程之间隔 3~4 天。具体疗程次数以急性发作控制后维持 1~2 个疗程为好。缓解期可逐渐延长治疗间隔期。

【适应证】内脏亏虚，气血津液不足型肌萎缩侧索硬化症。

【注意事项】妊娠、哺乳者，对蜂毒过敏严重者，以及合并心、肝、肾等重要器官严重疾病者慎用。

【出处】《中国蜂业》2008，（9）：32-33.

（四）推拿按摩法

处方398

任脉循行部位，脘腹。

【操作】患者取仰卧位，医者以拇指沿任脉自上向下施一指禅推法，反复数遍，再用手掌以摩法顺时针缓摩患者脘腹部。连续5天为1个疗程，停2天后，再做第2个疗程。

【适应证】湿热浸淫型肌萎缩侧索硬化症。

【注意事项】妊娠、哺乳者，以及合并心、肝、肾等重要器官严重疾病者慎用。

【出处】《新中医》1998，（8）：24-25.

（五）温灸督脉

处方399

第1组：督脉胸1至腰5，每棘突下为穴；第2组：百会，风池，脾俞，胃俞，腰1~5夹脊穴，合谷，曲池，足三里，丰隆。

【操作】第1组穴，用艾灸温通，行雀啄法，每穴灸1~2分钟，使患者有温热感为佳。第2组穴，用针刺法，诸穴常规消毒，百会穴处呈30°进针，用快速捻转法行针1分钟；风池穴，向对侧眼球方向进针1~1.5寸，患者有酸胀感后，以捻转法行针1分钟；脾俞、胃俞、腰1~5夹脊穴，垂直进针，进针后针尖稍向脊柱方向，得气后行提插补法；合谷、曲池、丰隆穴行平补平泻法，足三里行补法。行针后留针30分钟，第1、2组穴交替应用。每日取1组，每2周为1个疗程。

【适应证】阳虚寒凝型肌萎缩侧索硬化症。

【注意事项】妊娠、哺乳者，以及合并心、肝、肾等重要器官严重疾病者慎用。

【出处】《天津中医药》2002，（2）：22.

综合评按：此病病因复杂，治疗难度较大，在诊断过程中也存在一定的难度，在临床表现上和重症肌无力、周期性瘫痪、低钾型周期性瘫痪、高钾型周期性瘫痪、正钾型周期性瘫痪、多发性肌炎、进行性肌营养不良症等疾病都有较多相似之处，必须要诊断明确，防止误诊、漏诊。在治疗上中医学有其独特的优势，针灸疗效较佳，具体应中西医结合，以求达到较好的治疗效果。

第二十节　抽动－秽语综合征

抽动－秽语综合征属儿童精神行为障碍，又称多发性抽动症，是一种以运动、言语和抽搐为特点的综合征或行为障碍。抽动－秽语综合征的临床症状主要有两大特点：多种抽动症和秽语症（多发性发音抽动）。多种抽动症主要表现为复发性、不自主、反复、快速、无目的的动作，并影响到多组肌肉，常开始于头面部如点头、眨眼、皱眉、努嘴、缩鼻，以后发展到四肢及躯干如摇头、扭脖、耸肩、抬臂（甩手）、踢腿、扭转躯干等；多发性发音抽动主要表现为喉肌抽动伴不同程度的喉音，如轻咳、干咳、喊叫、犬吠、吼叫声，有时带有轻声谩骂（秽语）等，发作时可受意识控制数分钟或数小时，精神紧张时加剧，轻松时缓解，睡眠时消失。发病年龄在 2~15 岁，其机制目前尚未清楚，多数认为与大脑纹状体中多巴胺能神经元功能亢进有关。

从中医学中流传下来的宝贵文献中可以看到有关此病的论述，但并没有明确的病名记录。《小儿药证直诀》中有语："凡病或新或久，皆引肝风，风动而上于头目，目属肝，风入于目……故目连扎也。""诸暴强直，皆属于风，诸风掉眩，皆属于肝"，这是收录在《素问·至真要大论篇》里的有关抽动症的描述，故据其症状及体征，多数医家将其归于中医学"肝风""慢惊风"等范畴。

1. 临床诊断

参照汪受传主编的《中医儿科学》。①起病年龄在 2~12 岁，可有疾病后及情志失调的诱因或有家族史。②不自主的眼、面、颈、肩及上下肢肌肉快速收缩，以固定方式重复出现，无节律性，入睡后消失。在抽动时，可出现异常的发音，如咯咯、咳声、呻吟声或粗言秽语。③抽动能受意志遏制，可暂时不发作。④病状呈慢性过程，但病程呈明显波动性。⑤实验室检查多无特殊异常，脑电图正常或非特异性异常。智力测试基本正常。

2. 中医分型

参照孙孝登撰写的《中医辨证分型治疗抽动－秽语综合征》(《中国中西医结合杂志》2001, 21（5）: 378-379）。

（1）肺肾阴虚证（以发音抽动为主）: 主症为干咳，或轻咳，或发"嗯嗯"声，无痰或少痰，甚则喊叫或犬吠、吼叫，重则轻声谩骂（秽语）。次症为口干，五心烦热，潮热盗汗，或见点头、努嘴、摇头、皱眉、耸肩，舌质红，少苔，脉细数。

（2）脾虚肝亢证（以动作抽动为主）: 主症为纳呆食减，情绪不稳，易怒烦躁或沉默寡言，眼红或双胁闷痛，全身肌肉不自主抽动，如眨眼、努嘴、缩鼻、摇头、皱眉、耸肩、点头、摆手、踢腿。次症为便溏，四肢冷，形体消瘦或咳嗽多痰，喊叫谩骂，舌淡红，苔薄白，脉缓或细弦。

非药物外治法

（一）耳穴压豆疗法

处方400

眼，肝，心，脑，神门。

【操作】耳廓常规消毒，然后将王不留行籽对准耳穴贴压，后以拇指和食指进行对压按揉，每日揉压3~5次，每次2~3分钟，使患儿感到胀、酸或微痛、耳廓发热即可。每3~5天更换1次。

【适应证】脾虚肝亢型抽动－秽语综合征。

【注意事项】防止贴敷时间过长、胶布过敏。

【出处】《中国中医药现代远程教育》2019, 17（10）: 122-124.

处方401

心，肝，肾，神门，脑点，皮质下，内分泌。

【操作】把医用胶布剪成 0.5cm×0.5cm 大小正方形块，将王不留行籽置于胶布中央，贴于患者一侧上述耳穴中，每次以手指按压耳穴约 2 分钟，使局部有痛、麻、胀感为宜，每天按压 3 次，两耳交替治疗，隔 2 天换一次药。

【适应证】脾虚肝亢型抽动 – 秽语综合征。

【注意事项】防止贴敷时间过长、胶布过敏。

【出处】《广东省针灸学会第十次学术交流论文》2017，284–285.

（二）针刺疗法

处方 402

心俞，肝俞，脾俞，肾俞，三焦俞。

【操作】嘱患儿取俯卧位，并轻声与患儿交谈以使其精神放松，选好穴位，每穴常规消毒，选用长 40mm 华佗牌不锈钢毫针，以 45°角斜刺，用指切进针法快速进针，刺入皮下，轻轻捻转，促使得气，刺入深度为 0.5~1寸，肝俞（双侧）、肾俞（双侧）接电针仪，以连续波刺激 20 分钟，TDP 治疗仪照射背部，隔日 1 次，5 次为 1 个疗程。

【适应证】肺肾阴虚型、脾虚肝亢型抽动 – 秽语综合征。

【注意事项】针刺后注意压迫针刺部位，防止渗血。

【出处】《上海针灸杂志》2007，26（7）：21.

处方 403

百会，神门（双侧），合谷（双侧），太冲（双侧），行间（双侧），解溪（双侧），申脉（双侧），照海（双侧）。

【操作】局部皮肤常规消毒，取 30 号 1.5 寸毫针针刺所取穴位。针刺百会穴时平刺入头皮下，深度达帽状腱膜，然后进行小幅度快速捻转，频率为 200 转 / 分钟，每次捻转 1 分钟，每隔 10 分钟捻转 1 次，其他穴位均直刺入皮肤 0.5 寸，不使用捻转手法，留针 30 分钟，每日治疗 1 次，12 次为 1 个疗程，间隔 3 天进行第 2 个疗程，共治疗 3 个疗程。

【适应证】脾虚肝亢型抽动 – 秽语综合征。

【注意事项】避开重要血管、神经。

【出处】《针灸临床杂志》2016，30（3）：29–30.

✑处方 404

百会，四神聪，神庭，印堂，水沟，神门（双侧），内关（双侧），足三里（双侧），三阴交（双侧），太冲（双侧）。

【操作】患者取仰卧位，局部皮肤常规消毒后，采用 0.35mm×40mm 华佗牌一次性不锈钢毫针，头穴采用斜刺法进针 15~20mm，行平补平泻；水沟向上斜刺 10mm，行小幅度快速捻转泻法 30 秒；余穴用直刺法，足三里、三阴交行补法，太冲行泻法，神门、内关用平补平泻法。留针 40 分钟。每日 1 次，针刺 10 天后休息 1 天，30 天为 1 个疗程，治疗 2 个疗程。

【适应证】脾虚肝亢型抽动 – 秽语综合征。

【注意事项】头部血液循环丰富，针刺后注意压迫针刺部位，防止渗血；避开重要血管、神经。

【出处】《上海针灸杂志》2016，35（8）：977–979.

✑处方 405

主穴取额中线、顶中线、顶旁 1 线。根据症状不同选取相应的穴位，如频繁眨眼取枕上正中线、额旁 1 线，肢体抽动取顶颞前斜线，异常发音取颞后线等。

【操作】常规消毒后，头皮针用平刺法，4 针连续刺入皮下，深度达帽状筋膜，行捻转手法 1 分钟，然后连接电针治疗仪，以脉冲电流进行刺激，时间为 20 分钟。留针 40 分钟 / 次，每日 1 次，12 次为 1 个疗程，治疗 3 个疗程后判断疗效。

【适应证】脾虚肝亢型抽动 – 秽语综合征。

【注意事项】头部血管丰富，注意无菌操作，防止感染。

【出处】《四川中医》2008，26（9）：114–115.

（三）穴位埋线法

✑处方 406

心俞，肺俞，肝俞，脾俞，肾俞，均取双侧。

【操作】患者取俯卧位，选准穴位，进行常规消毒。医者清洗双手，用75% 乙醇棉球消毒。选 0 号羊肠线，用 75% 乙醇浸泡，选用 9 号一次性无菌埋线针。根据患者年龄大小、胖瘦选用 0.5~1cm 羊肠线，退出针芯，用镊子将羊肠线从针头插入一次性套管针针管内，左手固定穴位周围皮肤，右手持针垂直刺入皮下，然后缓慢进针到达肌肉层，待患者出现酸胀针感后，一边前推针芯，一边后退针管，将羊肠线埋置在穴位处。拔去针具，用无菌干棉球按压止血后，贴创可贴固定。注意线头不露出皮肤，2 天内不要沾水，过敏体质者先选一穴做试验，确保不过敏后再做治疗。2 周治疗 1 次。1 个月 2 次为 1 个疗程。

【**适应证**】脾虚肝亢、肺肾阴虚型抽动—秽语综合征。

【**注意事项**】注意无菌操作，防止感染；埋线宜埋在皮下组织与肌肉之间；定期随访，注意有无术后反应。

【**出处**】《河北中医》2013，35（8）：1200-1204.

综合评按： 中医外治法治疗抽动 – 秽语综合征有较明显的临床疗效，同时未发现任何副作用。主要采取的方法有针刺、耳穴压豆、穴位埋线等，其中以针刺、耳穴压豆配合中药综合治疗疗效较好。

《当代中医外治临床丛书》
参编单位

（排名不分先后）

总主编单位

河南大学中医药研究院　　　　　　　中华中医药学会慢病管理分会

开封市中医院　　　　　　　　　　　海南省中医院

北京中医药大学深圳医院

副总主编单位（排名不分先后）

北京中医药大学　　　　　　　　　　南京中医药大学

山东中医药大学　　　　　　　　　　河南大学中医院

黑龙江中医药大学　　　　　　　　　辽宁中医药大学

四川省第二中医医院　　　　　　　　浙江省义乌市中医医院

南阳理工学院张仲景国医国药学院　　湖北省英山县人民医院

河南省中医糖尿病医院　　　　　　　江西省高安市中医院

河南省长垣中西医结合医院　　　　　甘肃省兰州市中医医院

甘肃省兰州市西固区中医院　　　　　河南省开封市儿童医院

河北省馆陶县中医院　　　　　　　　湖北省咸宁市中医院

湖北省武穴市中医院　　　　　　　　中日友好医院

编委单位（排名不分先后）

河南省中医院　　　　　　　　　　　河南省开封市第五人民医院

南阳理工学院张仲景国医国药学院　　河南省郑州市中医院

开封市中医糖尿病医院　　　　　　　河南省项城市中医院

广东省深圳市妇幼保健院　　　　　　河南省荥阳市中医院

山东省聊城市中医院

中国人民解放军陆军第 83 集团军医院

甘肃省兰州市西固区中医院

成都中医药大学

江苏省扬州市中医院

江苏省盐城市中医院

江苏省镇江市中医院

河北省石家庄市中医院

河南省三门峡市中医院

河南省三门峡市颐享糖尿病研究所

河南省安阳市中西医结合医院

河南省林州市人民医院

广州中医药大学顺德医院附属均安医院

河南省南阳市中医院

河南省南阳名仁医院

河南省骨科医院

河南省濮阳市中医院

四川省南部县中医院

贵州省福泉市中医院

浙江省义乌市中医医院

海南省三亚市中医院

黑龙江省安达市中医医院

湖北省天门市中医医院

湖北省老河口市中医医院

深圳市罗湖区中医院